DES
NÉOPLASMES

AU POINT DE VUE

DU CANCER

CONSIDÉRATIONS ANATOMO-PATHOLOGIQUES

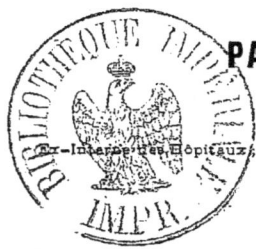

PAR ACHILLE CHAUVIN

DOCTEUR EN MÉDECINE

Ex-Interne des Hôpitaux, Lauréat et Ex-Prosecteur de l'École de Médecine de Lyon.

MONTPELLIER

TYPOGRAPHIE DE BOEHM & FILS, PLACE DE L'OBSERVATOIRE
Éditeurs du MONTPELLIER MÉDICAL

1860

A LA MÉMOIRE DE MA MÈRE.

A MON PÈRE,

Ancien Médecin-Inspecteur des Eaux de Vals.

A. CHAUVIN.

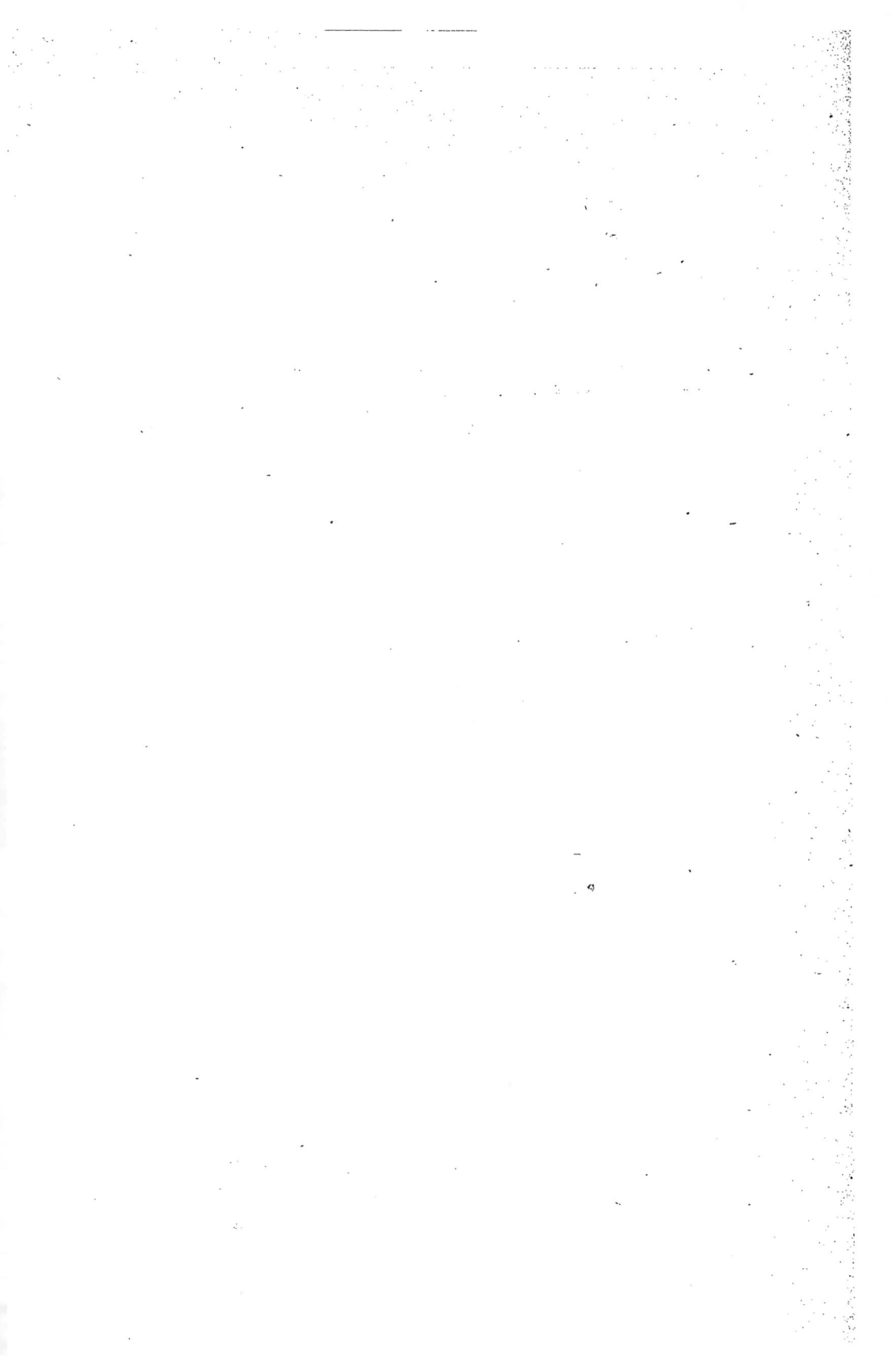

A MON MAITRE

M. DESGRANGES,

Chirurgien en Chef de l'Hôtel-Dieu de Lyon.

A. CHAUVIN.

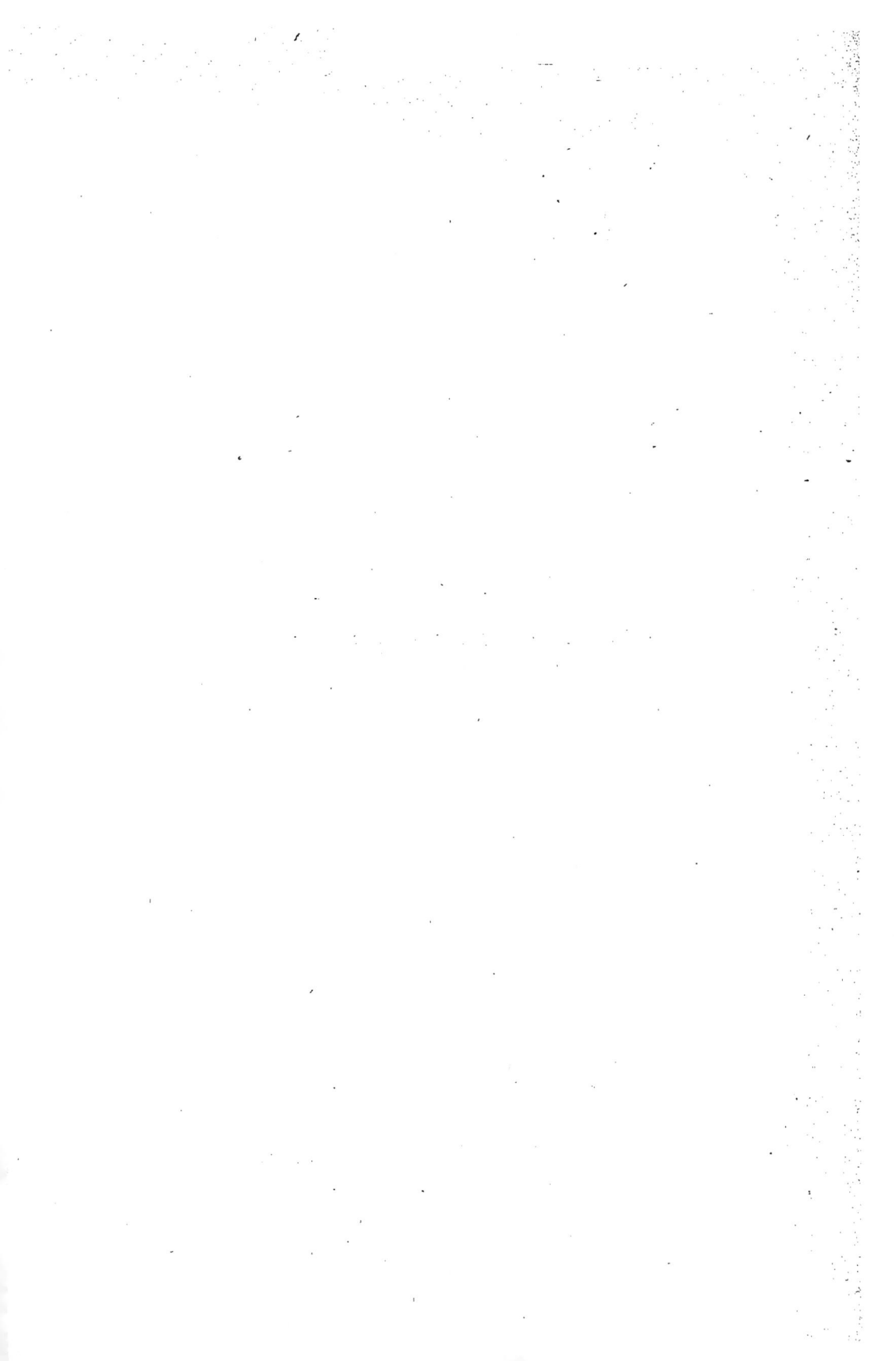

A MON AMI

Émile DURILLON.

A. CHAUVIN.

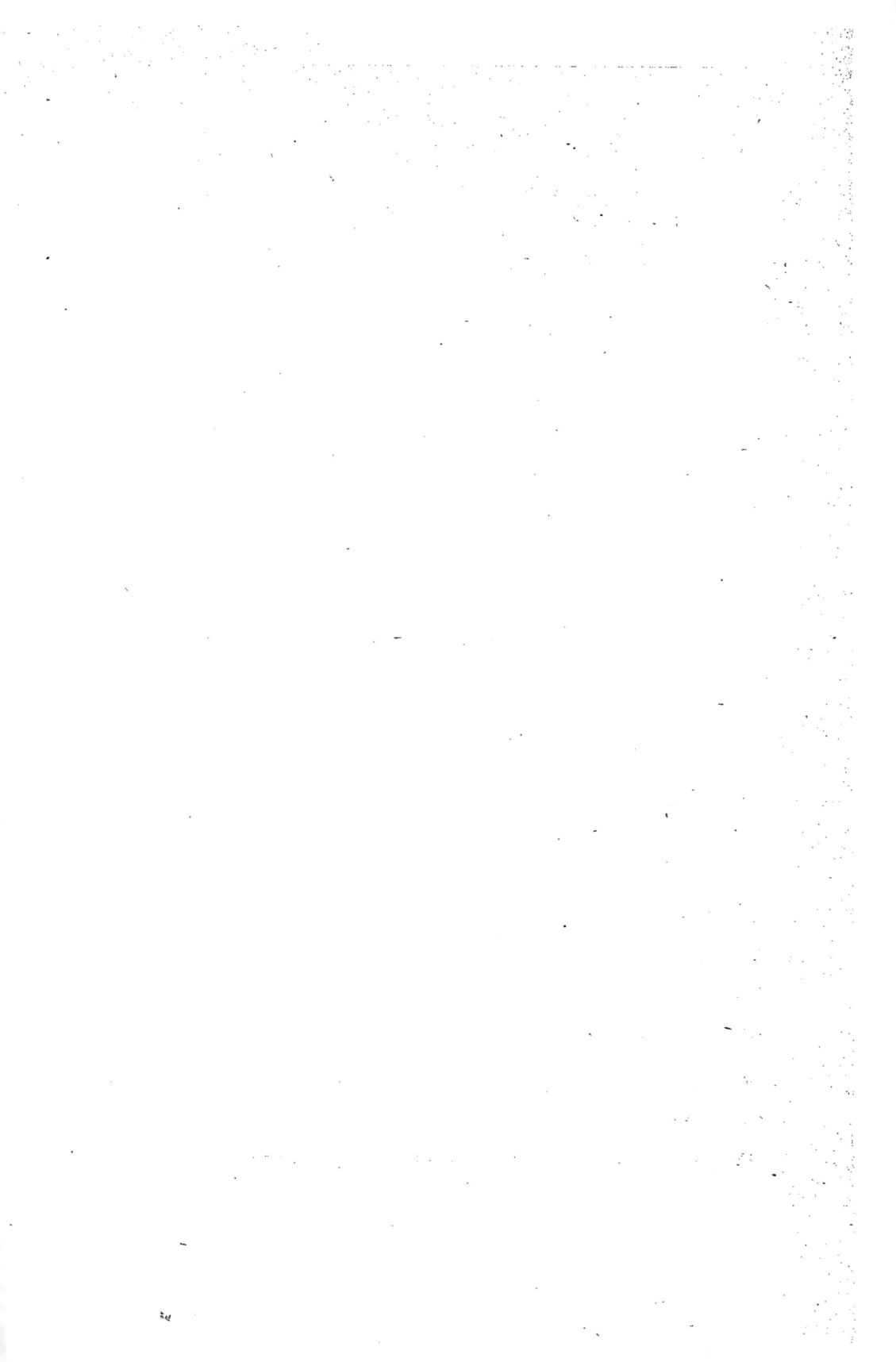

PRÉFACE

Le but de ce Travail est surtout de démontrer que de la forme normale à la forme pathologique la plus monstrueuse, on n'arrive que par gradation insensible. Les limites pathologiques, les différences qu'on remarque entre les lésions néoplasmatiques ne paraissent plus aussi tranchées que lorsqu'on admettait la doctrine de l'hétéromorphisme. La nature, même dans ses déviations, ne procède pas brusquement. Je tâcherai de prouver que c'est peu à peu qu'on voit les caractères des tissus morbides changer et se modifier. Ainsi, l'hypertrophie normale peut se confondre dans

certains cas avec l'hypertrophie anormale ou l'hyperplasie, et entre l'hyperplasie et l'hétéroplasie il y a une
classe de productions qui tiennent et de l'une et de
l'autre.

Je n'ai pas voulu faire de néologisme. Les noms
introduits dans la science sont assez nombreux pour
qu'on puisse choisir celui qui se rapporte le mieux à
chaque manière de voir. La distinction si physiologique
établie par M. Virchow entre l'hypertrophie normale
et l'hypertrophie pathologique, avait nécessité la création d'un terme qui séparât nettement ces deux états;
mais convaincu qu'il y a entre l'hyperplasie et le cancer
des formes de transition qui avaient frappé bon nombre
d'observateurs, je me suis permis de donner à cette
classe de lésions, pour ainsi dire mixtes, le nom d'hy-
perplasie-hétéroplastique, en combinant les deux mots
hyperplasie et hétéroplasie.

Ce n'est certes pas une classification des tumeurs
que je propose. Afin qu'une classification soit bonne,
il faut que l'anatomie pathologique marche de pair
avec l'étude clinique, et aujourd'hui l'anatomie pathologique est arrivée, avec l'aide du microscope, à
une précision plus grande qu'autrefois, mais cependant imparfaite. L'utilité de cet instrument est généralement reconnue. Quoiqu'il ait pu servir à établir

des divisions inexactes, ses fautes elles-mêmes ont rendu service. Pour certaines parties de la science médicale, nous appartenons à une époque de transition, et, dans les époques de ce genre, les classifications prématurées courent souvent risque de se trouver inexactes. Il faut, avec les sciences d'observation, que la synthèse suive l'analyse. Quand on connaîtra parfaitement le rôle de chaque élément dans l'organisme, on pourra beaucoup mieux juger les différences qu'il subit à l'état morbide. Pour le moment, on doit constater des faits. M. Verneuil publia, dans la *Gazette hebdomadaire* de 1855, une observation de tumeurs enlevées à un enfant et constituées par des cytoblastions. Il n'est venu à l'idée de personne de considérer ces lésions comme cancéreuses, et cependant beaucoup de cancroïdes labiaux, d'ulcères cancéreux, sont presque exclusivement formés par ce même élément. C'est donc à la clinique à signaler ce qui sépare les différentes espèces de tumeurs. L'anatomie pathologique, guidée par elle, devra rechercher pourquoi, dans telle circonstance plutôt que dans telle autre, la nature de la lésion se trouve totalement changée. Jusqu'à ce que les faits se soient multipliés et que l'observation pathologique soit d'accord avec l'observation clinique, ne vaudrait-il pas mieux classer les néoplasmes d'après les tissus qui leur ont donné naissance, et en même temps d'après leur marche et les symptômes qui les accompagnent.

Je diviserai donc les tumeurs en tumeurs bénignes, malignes, et tumeurs présentant certains caractères de malignité, mais différant cependant des cancers, tout en laissant à l'état général la part qui lui revient dans toute production nouvelle.

Je n'étudierai pour le moment que les conditions et les caractères généraux des néoplasmes, et je les rangerai dans trois classes différentes : hyperplasie, hyperplasie hétéroplastique, et hétéroplasie. Je passerai en revue l'état des éléments et les modifications qui leur sont propres dans chacune de ces divisions. Dans une autre partie de mon Travail, dont le développement ne comporte pas le volume d'une simple thèse, je suivrai chaque tissu et je tâcherai de montrer la succession de lésions de formation qu'il peut présenter, depuis l'hypertrophie même jusqu'au cancer. Je n'ai pris ni les organes ni les régions pour base, parce que, dans un organe, plusieurs tissus peuvent être altérés à la fois, mais habituellement un seul est atteint, et souvent c'est celui qui forme la portion accessoire de sa texture.

On me pardonnera ce qu'il y a d'incomplet dans

ces considérations trop courtes, si l'on songe que l'étude de cette partie de la pathologie se rattache aux phénomènes intimes de la vie et des altérations de presque tout ce qui constitue l'organisme. Qu'il me soit permis, avant tout, de remercier hautement un chirurgien dont l'expérience et le jugement m'ont évité bien des erreurs. C'est dans la pratique de M. Desgranges que j'ai pu rassembler les nombreuses observations qui ont été l'objet de mes recherches. La plupart de mes examens micrographiques ont été faits sous ses yeux, et l'on pourrait me taxer d'ingratitude si je ne lui restituais pas la meilleure part des quelques idées de ce travail qui peuvent être justes.

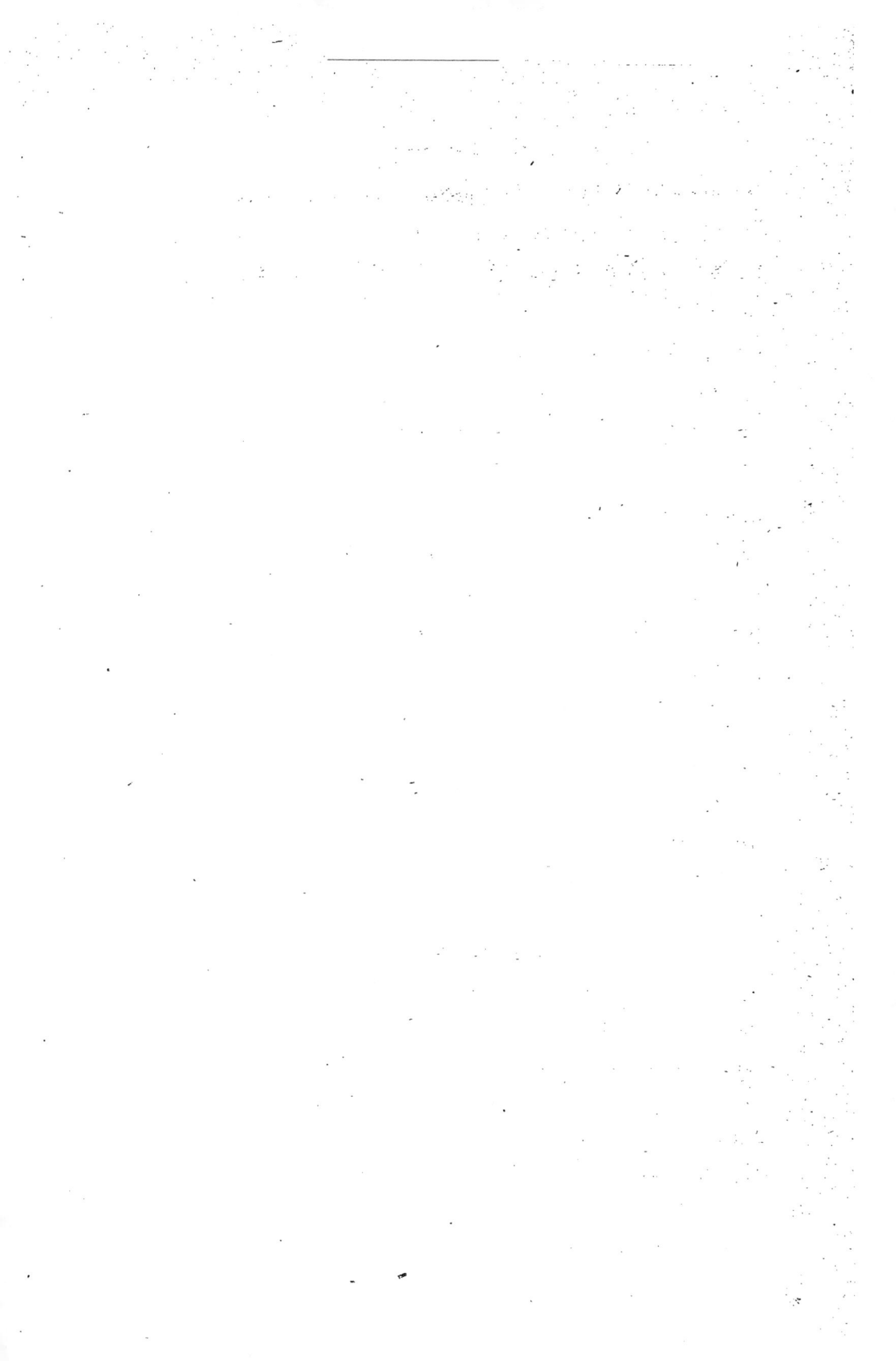

DES

NÉOPLASMES

AU POINT DE VUE

DU CANCER

———

CONSIDÉRATIONS ANATOMO-PATHOLOGIQUES

————

INTRODUCTION

————

Rapports et indépendance de la nutrition, de la réparation et de la sécrétion. — Différences de l'hypertrophie et de l'hypergénèse. — Hétérochronie. — Hétérotopie.

Une série de forces dont la nature nous est inconnue, préside à la réparation des tissus, à leur nutrition et à leur développement. Les activités de sécrétion, de nutrition et de réparation sont solidaires les unes des autres. Mais leur solidarité n'exclut pas une certaine indépendance, de même que solidaires de l'influence nerveuse, elles en restent cependant indépendantes. Ainsi c'est par action réflexe, comme l'ont prouvé les expériences de M. Claude Bernard, que se font les sécrétions. Mais la glande est toujours apte à sécréter; un muscle possède toujours en lui-même sa contractilité; le nerf n'est que l'excitateur naturel. Quoique impossible à reconnaître pour certains tissus, l'indépendance de la puissance et de l'excitation fonctionnelles doit être cependant admise.

La nutrition se fait en dehors de l'action des nerfs. Chaque tissu apporte en naissant sa faculté de nutrition; elle lui appartient en propre. Ce n'est qu'indirectement que le système nerveux agit sur elle, c'est-à-dire qu'il agit d'abord sur l'activité fonctionnelle. La preuve, c'est que lorsque les nerfs ne peuvent plus, pour une cause ou pour une autre, exciter un muscle, celui-ci s'atrophie, peut changer d'état et ne peut plus au bout d'un certain temps fonctionner. Remplace-t-on l'excitation nerveuse qui fait défaut par l'électricité, il conserve ses caractères anatomiques et sa contractilité.

Voyant que, dans les paralysies avec abolition du sentiment et du mouvement, les organes frappés continuaient de vivre, on rapporta la nutrition au grand sympathique, et, comme il se répand en ramifications, au voisinage de toutes les artères, on crut qu'il agissait d'une manière directe sur les tissus, parce qu'on ne pouvait le couper sans couper l'artère elle-même.

A défaut de preuves certaines, cette division belle et séduisante des nerfs, en nerfs de la vie organique et nerfs de la vie de relation, passa dans la science. Plus tard, on arriva à soustraire certaines parties de l'organisme à l'influence du sympathique. S'il eût été l'agent de la nutrition, la conséquece de sa section au cou eût été la gangrène de la face. Que vit-on? Des modifications de circulation, une turgescence vasculaire, une augmentation de chaleur, et voilà tout !

La nutrition et l'activité fonctionnelle sont elles-mêmes indépendantes l'une de l'autre ; mais lorsque l'une est exagérée, elle entrave, momentanément du moins, l'accomplissement de l'autre. Un muscle qui s'est contracté énergiquement a besoin de repos pour réparer les changements amenés par la contraction. Les culs-de-sac de la mamelle perdent une grande partie de leur épithélium pendant l'allaitement ; mais cet épithélium se reproduit avec une rapidité d'autant plus grande que la formation du lait est plus abondante. D'un autre côté, que la fonction cesse de s'accomplir, et la nutrition s'altère. On voit donc par là que toutes ces activités fonctionnelle, nutritive, formatrice, sont solidaires, tout en conservant une certaine indépendance. L'excitation amène la fonction, et la fonction est une condition de nutrition et de réparation des tissus.

L'activité fonctionnelle active la nutrition en général. La suractivité entraîne l'hypertrophie. Toutes les fois qu'un tissu fonctionne beaucoup, il y a hypertrophie d'un

2

nombre plus ou moins considérable d'éléments, mais non hypergénèse. L'hypergénèse n'appartient pas à l'hypertrophie. Dans la nutrition qui se fait au sein de toute partie de l'organisme, il ne se forme que ce qui est nécessaire d'éléments pour que l'organe fonctionne. Mais si, par exemple, il survient quelque part une suractivité fonctionnelle, alors les choses changent de face. D'un côté, pour certains organes, cette suractivité détermine une formation plus grande d'éléments en rapport avec l'exagération de la fonction. La surexcitation de certaines glandes, le testicule par exemple, produit une plus grande quantité de cellules à spermatozoïdes ; ce n'est pas là une hypergénèse, la fonction est plus active. Les cellules nouvelles ne viennent pas se surajouter aux parties qui constituent le testicule, elles forment la sécrétion. D'un autre côté, outre cette formation qui est un résultat immédiat, il y a d'autres phénomènes qui sont la conséquence d'une suractivité habituelle, phénomènes secondaires qui portent, non sur un élément en particulier, mais sur tout l'organe.

Les expériences de M. Cl. Bernard ont amplement démontré que la fonction n'est pas directement enchaînée à la nutrition. Mais plus la fonction aura été active, plus la nutrition sera puissante. Quel que soit le point de l'organisme que l'on examine dans ces conditions, on remarque au bout d'un certain temps l'augmentation de volume de l'organe. Si un système de muscles est continuellement exercé, il se développe plus que celui qui reste dans l'inaction. Un rein est malade, l'autre doit laisser passer une plus grande quantité d'urine : ce dernier prend un volume double de l'état ordinaire ; il y a là augmentation de chacun des éléments constitutifs de l'organe dans des proportions en rapport avec l'activité fonctionnelle. Une fibre musculaire primitive devient plus large ; les cellules adipeuses contiennent plus de graisse ; or, il faut donner un nom à cet état particulier, et c'est ce que M. Virchow appelle l'hypertrophie, se rapprochant ainsi de l'étymologie qui signifie exagération de nourriture.

L'hypertrophie ne ressemble pas à l'hypergénèse. L'une est un état physiologique, l'autre est du domaine de la pathologie. L'une est susceptible de changer, de disparaître et de reparaître ; l'autre pourra augmenter, mais ne disparaîtra pas, en thèse générale. L'atrophie peut survenir spontanément après l'hypertrophie ; elle ne sera presque jamais spontanée dans l'hyperplasie, et la chirurgie devra souvent intervenir. Ainsi, la maigreur succède à la polysarcie. L'exagération de volume d'une glande due à une hypersécrétion s'efface, lorsque la glande cesse de sécréter ou sécrète moins. C'est qu'il y a eu accumulation de graisse dans les cellules déjà existantes du tissu adipeux ; c'est qu'il y a eu accumulation des principes nécessaires à la nutrition et à l'activité des éléments de la glande. Et dans le lipome, où il y a formation exagérée de nouvelles cellules qui s'ajoutent à celles qui existent déjà, la tumeur persistera quel que soit le degré de marasme où puisse arriver le sujet.

Quand les tissus s'accroissent et se conservent, c'est sous l'influence de l'activité nutritive. Quand les tissus augmentent en nombre, c'est le résultat de l'activité formatrice. Mais quand ils se développent de manière à troubler l'harmonie des rapports, alors c'est une suractivité formatrice. La surexcitation fonctionnelle cause l'hypertrophie. La surexcitation nutritive se traduit par une activité formatrice et par la production d'éléments ou de tissus nouveaux.

D'une manière générale, à part les phénomènes de réparation, la formation des tissus appartient à la période embryonnaire. Ceux qui sont soumis à des pertes incessantes, comme la couche épithéliale de la peau et des muqueuses, les glandes, réparent continuellement ce qui leur est enlevé. L'accrémentition ne doit porter que le nom de genèse; aussi pour ces tissus l'activité de formation se retrouve-t-elle en dehors de la période d'accroissement. Elle peut devenir exagérée dans des conditions particulières; ce ne sera que de la genèse, si ces conditions particulières sont normales. Mais, que des éléments viennent s'ajouter en plus à ceux qui existent déjà, qu'ils ne soient pas le résultat d'un acte physiologique, qu'ils viennent troubler l'harmonie de rapports par leur formation exagérée, nous aurons là une formation en excès, une hypergénèse, un effet pathologique.

L'hypergénèse se manifeste toutes les fois qu'un néoplasme se développe ; mais elle n'explique pas dans quel état se trouve l'élément, dans quel état se trouve la constitution.

Lorsqu'un tissu a besoin d'une réparation constante, comme ceux où nous avons signalé la genèse, les éléments en excès s'ajouteront aux éléments qui se forment pour la réparation ; il n'y aura là qu'une exagération formatrice. L'hypergénèse sera simple.

D'autres tissus se trouvent, au point de vue de la formation d'une tumeur, dans des conditions différentes de celles que nous venons d'exprimer. Pour ceux-là, la réparation est insensible, et il n'est pas prouvé qu'elle se fasse à l'aide d'éléments nouveaux. Il n'y a peut-être chez eux qu'une simple nutrition, c'est-à-dire un acte moléculaire, une substitution de molécules nouvelles aux anciennes. L'hypergénèse ne se fait plus dans les mêmes conditions ; il faut la réapparition de cette *propriété de naissance*, qui appartient surtout à la période embryonnaire. Quelquefois la formation de la tumeur se fait d'une manière lente, et les éléments nouveaux, à mesure qu'ils se forment, passent à leur complet développement. On ne peut alors leur retrouver les caractères physiques de la période embryonnaire. C'est ce qui arrive pour les lésions dont la marche est lente. Lorsque, au contraire, elles ont un accroissement et une marche rapides, la rapidité même de cette marche s'oppose à une évolution définitive , et alors l'hypergénèse se présente avec tous les caractères qu'on trouve chez l'embryon. La cellule du cartilage, le corps fusiforme, le noyau fibro-plastique, ressemblent à ceux de la période de formation. En tout cas, que les caractères de cette hypergénèse soient sensibles ou peu manifestes, que la tumeur soit exclusivement fibreuse ou mélangée d'une quantité variable de parties non complètement développées, il y a là une erreur de temps, une hétérochronie.

Il arrive quelquefois (et le cancer offre surtout ce phénomène) qu'au milieu d'un tissu il s'en forme un autre d'une nature tout à fait différente. Ainsi, sans rien préjuger de l'état général ni de la portée chirurgicale de la lésion , l'hypergénèse peut présenter cet autre caractère , qu'au lieu de se faire au milieu de parties qui soient analogues aux éléments nouveaux, elle viendra se jeter au hasard dans un tissu quelconque, pourvu qu'il soit d'une nature différente. Cette erreur de lieu, qui porte le nom d'hétérotopie, est d'un pronostic variable. La production nouvelle peut être bénigne, mais, en général, elle appartient aux tumeurs de mauvaise nature. C'est l'hétérotopie qui constitue souvent le phénomène de généralisation; elle porte non-seulement sur les éléments, mais encore sur les produits. Ces productions nouvelles n'ont aucun rapport avec le sol maternel. On peut trouver de l'épiderme dans les muscles du cœur (Virchow). M. Ch. Robin a trouvé

des culs-de-sac glandulaires sur la colonne vertébrale.
Que de fois les ganglions renferment des tubes , des
culs-de-sac glandulaires , de l'épithélium , dans l'épithélioma, le cancer du sein ou celui du testicule! Les
épulies sont souvent formées de myéloplaxes. La mélanose se présente en amas dans beaucoup de tumeurs.
Des poils poussent dans certains kystes de l'ovaire ,
dans des athéromes. Dans le tissu fibreux d'un organe, il peut se produire du cartilage, de l'os, des myéloplaxes, et, quel que soit le rapport qui existe entre
tous les tissus de substance conjonctive, à la rigueur
ce n'en est pas moins une hétérotopie.

L'hypergénèse dès-lors pourra constituer des tumeurs
ressemblant aux tissus normaux ou à d'autres tumeurs
que leur aspect avait fait prendre pour des tissus de
nature hétéromorphe. Le mot d'hypergénèse ne dit rien
de la nature de l'élément, qu'elle soit simple, ou qu'elle
se manifeste avec erreur de lieu ou de temps. Les
changements d'aspect que présentent les tissus morbides sont produits par l'état de l'élément en excès,
la nature et la forme de l'hypergénèse ; elle suppose
presque toujours un trouble général. Pour qu'elle sur-
vienne , il faut qu'il y ait une série d'actions moléculaires comme pour la nutrition. Elle n'est pas seulement le résultat de la transformation et de l'exsudation
du blastème ou de la division d'éléments, elle présente
des variétés d'évolution ou de formation tenant à l'état
général.

C'est surtout dans les cas de traumatisme, où il doit y avoir une régénération de parties divisées, enlevées, que cette influence des milieux se montre nettement. Tous les tissus ne jouissent pas à un même degré de la faculté de se reproduire. Les uns se reconstituent complètement, comme les tissus osseux et fibreux, la couche épithéliale de la peau, et même les glandes. Les milieux agissent sur le blastème, et doivent faire varier sa nature, suivant le lieu où il est versé. Cette influence appartient au tissu lui-même, et peut le suivre dans des parties éloignées et différentes, pourvu qu'on lui fournisse les conditions qui sont nécessaires à sa nutrition. Le fait aujourd'hui bien connu de la transplantation du périoste le prouve suffisamment.

Elle ne porte pas seulement sur la forme particulière de l'élément ou des tissus nouveaux, elle peut même agir sur la forme et l'arrangement qu'ils prendront en général. Chez les animaux inférieurs, l'influence des milieux ou même de la forme primitive, existe dans toute sa pureté et toute sa puissance. Ne voit-on pas chez eux des membres entiers se reproduire lorsqu'ils ont été excisés ? Chez les animaux d'un ordre plus élevé, elle ne s'étend pas à des membres, à des organes, elle est bornée à la reproduction de quelques tissus, et, dans quelques cas très-rares, elle peut déterminer un arrangement des parties reproduites qui rappelle la forme primitive des parties enlevées.

Cette influence que possèdent les milieux sur la

forme, la nature d'un tissu nouveau dans les cas de traumatisme particulier, se retrouve aussi lorsqu'il se forme une production spontanée. Mais la modification de la force qui, dans ce cas, préside à la formation et qui se manifeste par un effet, l'hypergénèse, varie suivant l'état général. L'action des milieux peut être nulle, c'est le cas de l'hétérotopie. On n'avait pas tenu un assez grand compte de l'évolution des éléments, de l'état de cette même force qui préside à l'hypergénèse, des troubles qu'a pu apporter dans l'évolution de productions nouvelles l'état lui-même de l'élément, et enfin de ce fait, comme observe M. Ch Robin, que « la naissance en excès avec trouble dans l'évolution des éléments d'un tissu normal, devient une des conditions de la genèse d'éléments semblables dans les tissus voisins. » Aussi, les cellules qui appartiennent aux tumeurs cancéreuses possèdent-elles des caractères généraux et particuliers.

CHAPITRE PREMIER

—

DU BLASTÈME ET DU TISSU-GERME.

CONSIDÉRATIONS SUR LA CELLULE EN GÉNÉRAL ; DIVISION DES TISSUS.

—

§ I.

Du blastème et du tissu-germe.

Quel que soit le genre de tissu auquel on puisse avoir affaire, les conditions de néoplasie se rattachent à deux théories : celle du blastème et celle du tissu-germe. 1° La théorie du blastème (mot donné par Mirbel à l'embryon végétal) pendant longtemps est restée exclusivement en vogue ; elle a eu pour défenseurs, en Allemagne, M. Vogel ; en France, M. Lebert. Voici sur quoi elle est basée. Une fois que la segmentation du vitellus est arrivée à ses dernières limites, une portion des cellules se métamorphose ; une autre se liquéfie, sert à la formation d'une matière granuleuse particulière, c'est cette matière qui porte le nom de *blastème* ; et c'est enfin dans ce blastème que naissent les éléments embryo-plastiques au milieu desquels se forment les tissus définitifs.

S'il s'agit d'une production pathologique, le blastème, qui n'est pas le plasma, et qui varie, d'après quelques auteurs, suivant l'espèce de tissu auquel il doit donner naissance, est exsudé, et c'est dans son sein qu'apparaissent des cellules. Ce phénomène de l'exsudation qui coïncide avec la formation du blastème a permis de dire que le cancer peut naître partout où il y a un vaisseau sanguin. Rien ne s'opposait, avec cette théorie, à ce qu'un blastème ne devînt le point de départ de tissus et l'origine d'éléments sans analogues dans l'économie.

2° A la place de la théorie du blastème, on a proposé celle d'un tissu germe, qui serait, comme le blastème, de nature diverse suivant les tissus, et d'où procèderait la majeure partie des productions pathologiques. Cette théorie repose sur la division des cellules et des noyaux, que Günsburg et Breuer, avec Martin Barry et J. Goodsir, furent les premiers à signaler. Elle fut défendue et développée par M. Virchow.

« La doctrine du blastème et des substances organo-plastiques (Virch.; *De l'inflammation*, pag. 24) était tellement dominante dans l'embryologie, que les forces productives furent au contraire transportées dans la substance considérée en elle-même, et que tout l'avantage obtenu vint se perdre dans la vieille doctrine de la lymphe plastique, qui, grâce au plasma du sang, avait pris de l'extension. Ce n'est qu'avec une extrême lenteur que l'étude directe m'a conduit moi-même à d'autres idées. Plus il devenait évident que chaque sorte de formation était une *formation continue avançant élément à élément, cellule par cellule,* et plus la considération seule de la substance servant à la nutrition et à la formation, perdait de son importance ; plus l'activité de nutrition et de formation, partant des éléments organiques, venait se placer au premier plan. Enfin, ajoute-t-il, si l'on envisage les ressemblances des produits pathologiques avec les produits embryonnaires, on est naturellement amené à considérer l'œuf comme l'analogue de la cellule-mère pathologique, la fécondation comme l'analogue de l'irritation pathologique. »

Ainsi, en première ligne, une incitation particulière doit être considérée comme cause du travail formateur. C'est là surtout que se montre l'influence de l'état général. Chez les uns, ce travail formateur produira du pus ; chez d'autres, de l'hyperplasie ; chez d'autres, enfin, du cancer. Dans les tissus où il se fait une réparation continuelle, la division plus ou moins rapide des cellules fournira la néoplasie. Ainsi, pour les téguments, pour les parenchymes de cellules, pour les glandes, les éléments nouveaux se développeront dans la sphère des anciens. Pour les tissus qui sont le résultat d'une transformation de cellules, on n'a pas de raison non plus pour rejeter cette théorie. Lorsqu'ils sont arrivés à leur développement complet, y a-t-il une véritable génération accrémentitielle ; c'est-à-dire l'*hypertrophie*, je ne dis pas *hyperplasie*, est-elle autre chose que le résultat de l'amplification des éléments déjà existants, et y a-t-il une véritable multiplication d'éléments ? On l'ignore. En tout cas, que cette génération soit ou non admise, les éléments anciens qui persistent toujours au milieu de la substance inter-cellulaire qu'ils régissent, pourront devenir le point de départ des créations nouvelles. On ne saurait affir-mer que les noyaux et les corps fusiformes du tissu conjonctif aient subi des transformations qui, en les éloignant par trop de leur forme embryonnaire, les empêchent par division d'engendrer de nouveaux élé-ments. Si l'on examine un bourgeon charnu, on voit sous les couches profondes la division des noyaux, leur séparation, la disparition ensuite de la substance intermédiaire, et enfin on les trouve plus loin avec les caractères du pus. Dans ce cas, il est inutile d'invo-quer la doctrine du blastème A l'état normal, le phé-nomène de la division des cellules et des noyaux s'observe dans tous les tissus pendant leur dévelop-pement. Nulle part il n'est aussi manifeste que pour les chondroplastes.

Il n'est question ici ni des muscles ni des nerfs. Nous verrons plus loin les particularités qu'ils pré-sentent ; cela nous importe peu pour le moment.

Il y a cependant quelques objections qui me sem-

blent d'une certaine valeur et qui ne permettent pas,
du moins jusqu'à présent, d'étendre cette loi du tissu-
germe ou de la division des cellules à toutes les formations.

1° Dans la période embryonnaire, il y a un moment
où les cellules profondes ne peuvent être suivies dans
leur transformation. Lorsque l'embryon n'a pas encore 3 millimètres, à un moment donné, toutes ces
cellules profondes du vitellus sont dans une sorte de
dissolution, et au milieu de cette dissolution se forme
la génération spontanée des noyaux d'abord, puis des
cellules embryoplastiques Cette dissolution et cette
transformation ont lieu avant même qu'il existe un
seul vaisseau sanguin. C'est bien là un véritable blastème, et il est difficile d'y trouver une transformation
directe des cellules du vitellus en cellules embryo-
plastiques. Du reste, il faudrait bien qu'il y eût là au
moins une métamorphose.

2° Au point de vue pathologique, deux autres conditions doivent nous faire aussi admettre la nécessité
d'un blastème et d'un exsudat. Sous l'empire d'un
état morbide spécial, des noyaux vont devenir des
cellules. Ils se trouvent soumis à l'influence de l'excitation formatrice et nutritive, qui se traduit chez eux
par une tendance à se transformer en cellule complète.
Ils empruntent directement des tissus ou des vaisseaux voisins les matériaux qui leur sont nécessaires.
Ils les attirent autour d'eux, s'en font une sorte d'at-

mosphère; puis, lorsque cette matière, liquide ou solide, peu importe, est en quantité suffisante, alors cette dernière se segmente et la cellule complète est constituée. Qu'est-ce autre chose que le blastème? C'est lui qui forme cette matière granuleuse amorphe qu'on trouve dans les culs-de-sac de beaucoup de cancers glandulaires; c'est lui qui se segmente en cellules, phénomène que j'ai cru voir bien des fois, si toutefois ce n'est pas une illusion d'optique. On pourra peut-être m'objecter que quand cette matière se forme, on voit la membrane de la cellule souvent appliquée immédiatement sur le noyau; mais que cette matière vienne directement, ou que le noyau, ce que je pense, soit son origine; qu'elle soit comme une pellicule ou qu'elle se ramasse autour de lui en quantité plus ou moins grande, je n'en constate pas moins que c'est un véritable exsudat, et cet exsudat, je l'appelle blastème.

L'hétérotopie vient encore me donner des arguments en faveur de cette théorie du blastème, que l'on paraît vouloir tout à fait abandonner, surtout en Allemagne. Il me semble bien difficile d'expliquer avec une simple division de cellules et de noyaux, la formation soit dans les ganglions, soit dans d'autres tissus, la formation de cellules épithéliales, de culs-de-sac ou de tubes glandulaires. La transformation d'un élément d'une espèce tout à fait différente est bien moins admissible que le dépôt d'une exsudation, dans un point où l'excitation formatrice va être mise en jeu.

Il est bien certain qu'il n'est pas question ici de la formation de chondroplastes, d'ostéoplastes, de myéloplaxes au milieu de tissu conjonctif. Tous ces éléments peuvent se substituer les uns aux autres, sans qu'il y ait véritablement hétérotopie.

Mais un noyau, par exemple, qui devait appartenir à un fragment de tissu fibreux, aurait donc le pouvoir de se métamorphoser en cellules épithéliales, de devenir le point de départ d'un tube ou d'un cul-de-sac glandulaire? Dans les phénomènes de la nature, on ne peut jamais nier d'une manière absolue ; seulement, il me paraît bien plus simple d'admettre que le tissu malade appelle la formation d'un exsudat, lequel s'organise semblablement ou hétérotopiquement suivant l'état général.

On peut donc conclure en disant : Toutes les fois qu'il y a sur un ou plusieurs points à la fois une excitation morbide formatrice, cette dernière se traduit par une hypergénèse simple (division des cellules et des noyaux, exsudation blastématique dans quelque cas), ou bien par une hypergénèse hétérotopique (exsudation blastématique, puis division de cellules et de noyaux).

§ II.

Considérations sur l'anatomie et la physiologie de la cellule. — Division
des tissus au point de vue pathologique.

« La cellule est l'élément qui caractérise tout ce qui
est vivant, et sans la préexistence duquel aucune forme
vivante ne peut exister, au maintien et aux propriétés
duquel est lié le maintien de la vie. » (*Die Cellular-
pathologie*, première leçon.)

Au point de vue de la question qui nous occupe ,
c'est-à-dire au point de vue pathologique, nous devons
établir immédiatement une division importante : c'est
celle des cellules tout à fait vivantes et des cellules
altérées. Les parties superficielles du derme, l'épiderme
en un mot, et les productions pileuses et cornées , sont
bien constituées par des cellules ; mais elles conservent
à peine les caractères de cet élément. Leur noyau a disparu, elles sont réduites à une sorte de pellicule dé-
chiquetée. Si elles peuvent encore jouir de facultés en-
dosmotiques , ce n'est plus qu'un simple phénomène
physique , hygrométrique ; encore est-il très–borné.
C'est à cette classe de cellules altérées , qu'il faut rap-
porter certaines tumeurs qui diffèrent essentiellement
de l'épithélioma, telles que les cors, les verrues, certaines productions papillaires ou cornées.

Nous ne parlerons que des premières cellules ; elles
jouissent de propriétés particulières : elles peuvent se

3

multiplier, absorber des matières, les élaborer, et garder ces matières ou les restituer sous forme de sécrétion.

Trois parties constituent la cellule : le nucléole, le noyau, et la cellule elle-même. Ces trois parties sont contenues les unes dans les autres, le nucléole dans le noyau, et le noyau dans la cellule. Il y a dans la cellule deux membranes, l'une externe appartenant à la cellule, l'autre interne appartenant au noyau. Ces deux membranes renferment une quantité variable de substance. M. Ch. Robin n'admet de cavité dans les cellules que pour celles dont les granulations sont agitées du mouvement brownien, pour les cellules adipeuses, les leucocytes et quelques cellules glandulaires. Il établit ainsi une grande différence entre les cellules animales et celles des végétaux ; cependant il en existe beaucoup, surtout dans les cas pathologiques, où la paroi se manifeste nettement par un double contour, et d'autres dans le contenu desquelles on voit souvent naître des troubles à l'aide de certains réactifs.

Les deux parois sont de nature protéique [1], mais ne présentent pas probablement la même composition. La membrane de la cellule, en général, pâlit et se dissout assez rapidement dans l'acide acétique, la

---

[1] Qu'on me permette cette expression, quoique aujourd'hui on ne considère plus la protéine de Mulder comme une substance d'une existence réelle, et dont la fibrine, l'albumine ne seraient que des dérivés, avec un peu de soufre et de phosphore en plus ou en moins.

potasse et la soude étendus. Au premier abord, sous l'influence de ces réactifs, la membrane du noyau devient plus foncée, et ce n'est qu'à la longue qu'elle finit par se dissoudre, quand elle se dissout. Elle est d'autant plus rebelle aux influences chimiques que le noyau est plus jeune, ce qui paraîtrait l'inverse pour la cellule. Y a-t-il différence de composition entre ces deux membranes? Cette différence de réactions, qui semblerait le prouver, pourrait ne tenir qu'à une épaisseur plus grande de la part du noyau.

Le contenu de la cellule est excessivement variable, le plus souvent granuleux; il contient plus ou moins de granulations, dont la présence sera d'une grande importance dans l'évolution pathologique.

Le nucléole est un corps d'un volume en général très-petit, mat ou réfringent, souvent unique, situé au centre du noyau. A l'état pathologique, ses dimensions peuvent atteindre jusqu'à 0,004 ou 0,005 m. mil. Sa présence n'est pas constante; il manque dans beaucoup de jeunes éléments, tandis qu'on le rencontre presque toujours dans les vieilles cellules. D'après M. Virchow, puisqu'il ne préexiste pas à la cellule, et qu'il ne se forme qu'à une certaine période de son existence, il doit être considéré *comme un mode d'être plus complet des éléments*. Ascherson lui avait fait jouer un très-grand rôle dans la formation des cellules. A peine était-il formé dans le cytoblastème, qu'il devenaît le centre d'actions chimiques dont le résultat était d'amener autour de lui des amas de molécules blastématiques, puis il se constituait en noyau. Cette théorie était appuyée sur une fausse observation des phénomènes produits par la présence de granulations graisseuses dans un liquide albumineux.

Si le nucléole n'a qu'une médiocre importance, il n'en est pas de même du noyau. Tous les changements qui ont trait au développement de la cellule, agissent d'abord sur lui. Sa forme est ronde ou ovale, son contenu souvent granuleux ; il renferme le nucléole. Son volume à l'état normal est grand dans certaines cellules, myélocytes, médullocelles, ; petit dans d'autres, épithélium pavimenteux, corps fusiformes, ostéoplastes. L'exagération de son volume a une grande valeur pathologique, de même que sa multiplicité, qui indique toujours la prolifération et une tendance à l'envahissement. A l'état normal, il existe quelques cellules qui contiennent un grand nombre de noyaux (glandes lymphatiques, uretères). Les myéloplaxes, que M. Lebert avait considérées comme des cellules mères, fibro plastiques, appartiennent à cette catégorie.

La présence du noyau est constante ; ce n'est que lorsque les cellules s'altèrent et sont en voie de désorganisation qu'il disparaît. Le sang paraîtrait faire exception à la règle de constance du noyau, si l'on ne savait qu'à la période embryonnaire les globules sont nucléés et présentent un aspect qui les rapproche de ceux de la grenouille.

Dès que Robert Brown eut découvert le noyau, on voulut lui attribuer une part presque exclusive dans le développement de la cellule. Schwann admit une attraction dont il serait le centre, et une sorte de cristallisation autour de lui. On croit généralement qu'il sert à la formation et à l'évolution de l'élément celluleux, que son volume est en rapport avec l'activité de développement de la cellule, que sa présence multiple indique la prolifération. Il est très-apparent dans les cellules qui se forment, et il disparaît quand ceux-ci passent à l'état sénile.

Les noyaux sont souvent à l'état de liberté. On en rencontre dans le tissu conjonctif simple, ou les dérivés de ce tissu ; on les trouve à l'état libre dans les couches profondes du corps muqueux, dans beaucoup de culs-de-sac, dans les couches superficielles de la rétine, dans les centres nerveux, etc. Une variété de noyaux qui porte le nom de cytoblastions (Robin), existe dans la peau, et forme l'élément principal de plusieurs lésions (cancroïdes, chalazions, plaques muqueuses, condylomes, cytoblastomes). Beaucoup de ces noyaux ont une grande tendance à passer à l'état de cellule, et cette tendance est souvent beaucoup exagérée dans certaines conditions morbides.

C'est en dehors du noyau que se passent les phénomènes des fonctions de la cellule. Les matières élaborées, les granulations pigmentaires, se forment dans la cellule elle-même ; cependant il est des cas où le noyau entre en communauté d'action avec elle. Dans les cellules spermatogènes, le corps du spermatozoïde se fait aux dépens du noyau. Nous trouverons dans les néoplasmes des noyaux pouvant être considérés comme l'origine d'une substance intercellulaire quelquefois très-abondante, soit dans les culs-de-sac, soit dans des tumeurs fibro-plastiques.

En résumé, les noyaux sont libres ou non. Ils servent à la formation et au développement de la cellule. Quelquefois ils entrent en communauté d'action avec elle, dans les transformations qu'elle doit produire. A l'état libre, leur fonction sert probablement au développement des tissus, ou bien elle reste tout à fait inconnue (noyaux de la rétine, des centres nerveux).

Pathologiquement, leur multiplicité est une marque de prolifération. S'ils sont libres, ils se changent souvent en cellules ; dans d'autres cas, ils appellent autour d'eux la création d'une substance intercellulaire.

Les cellules possèdent diverses propriétés. L'endosmose et l'exosmose sont les conditions qui leur permettent d'échanger les matériaux nécessaires pour l'accomplissement de leurs fonctions et pour leur nutrition. Cette attraction n'est pas simplement physique, elle fait absorber certaine matière plutôt que telle

autre, et se trouve sous la dépendance de la nutrition, de la sécrétion, de l'activité formatrice. La puissance osmotique, selon l'expression de Graham, est
très-développée dans quelques cellules, peu développée dans d'autres. Nous la verrons soumise à de
nombreuses variations dans les différentes espèces de
néoplasmes, et c'est par elle que s'accomplissent les
propriétés que Schwann a appelées métaboliques et
qui comprennent l'emprunt, l'élaboration et la restitution des matières.

Toutes les parties de l'organisme sont formées par
des cellules ou des dérivés de cellules. L'organisation
d'un tissu sera plus ou moins complexe; mais elle
reconnaîtra toujours la cellule comme origine. « La
cellule, dit Virchow, est la dernière forme élémentaire
de toute constitution vivante, et, dans l'état actuel de
la science, nous ne pouvons pas conduire la vie au-
delà. » « La cellule étant l'organe doué de vie par
excellence, l'organe formateur de tous les éléments
histologiques, il est de toute nécessité, etc. » (Morel;
Histol. hum., pag. 1.) Aussi, puisque nous considérons
la cellule comme point de départ de tout néoplasme, et
le néoplasme comme une lésion de tissu, nous allons
chercher à nous faire une division des tissus d'après
leur origine, leur constitution, et les propriétés des
cellules qui les forment ou les ont formés.

Tous les tissus peuvent être ramenés à une formation simple, unique; formation de cellules qui se

transforment ou qui persistent. Les cellules se divisent
donc alors en cellules permanentes et cellules transitoires. Il faut cependant excepter de cette formation
certaines fibres, certains tubes.

Cellules permanentes. — Elles se subdivisent en
deux catégories : dans la première catégorie nous avons
des tissus de cellules Elles se trouvent là bout à bout.
La cellule touche la cellule. Elles sont souvent en rapport direct les unes avec les autres, réunies seulement
par un peu de matière amorphe, qui est quelquefois à
peine appréciable ; d'autres fois elles sont supportées par
du tissu conjonctif. Les matières qu'elles empruntent,
elles les élaborent, les transforment pour leur nutrition, mais ne les restituent pas sous forme de produits.
Nous y rangerons la couche épithéliale de la peau et
des muqueuses ; nous y mettrons aussi les fibres musculaires lisses, les poumons, la rétine, les centres
nerveux, les ganglions nerveux, quoique centres nerveux et ganglions puissent être mis plus tard dans la
deuxième catégorie. Il est des cellules qui ont un arrangement particulier, par exemple les papilles, ou
du moins les dépressions qui séparent les papilles dans
la peau et les muqueuses.

Dans la deuxième catégorie, nous avons des cellules, ou des noyaux, presque toujours réunis de
manière à prendre un arrangement, une disposition
spéciale et déterminée, qu'on peut ramener à trois types
principaux. Cette disposition spéciale, qui appartient

à la plupart des glandes, est importante en pathologie ;
on voit souvent les cellules ou les noyaux de formation
nouvelle prendre l'arrangement, la forme typique du
tissu. Ces cellules absorbent, élaborent, gardent pour
leur nutrition une partie des matières qu'elles ont
absorbées ; tantôt elles restituent les autres matières
à la circulation générale (glandes vasculaires san-
guines, glandes lymphatiques, foie) ; tantôt, dans un
but déterminé, elles déversent le produit de leur élaboration avec des conduits particuliers (foie, testicule,
mamelle). La restitution se fait aussi par dissolution
directe ou déchirure des parois cellulaires : cellules à
pepsine, cellules à spermatozoïdes, foie chez les animaux inférieurs, etc.

Cellules transitoires. — Deux catégories aussi dans
cette classe de cellules. Les unes n'ont subi que des
changements de forme et de rôles ; les autres ont
presque totalement disparu, dans le tissu qu'elles ont
servi à former.

A la première catégorie des cellules transitoires se
rattachent les tissus de substance conjonctive. Les espèces sont le tissu fibreux, le tissu jaune élastique, le
tissu osseux; et quoique présentant de nombreuses différences physiques et anatomiques, elles ont pourtant
une assez grande analogie entre eux pour avoir permis
à Reichert d'établir sa loi de continuité. Si, à l'état
normal et à l'état adulte, ils paraissent n'avoir aucun

rapport entre eux , à l'état pathologique on les voit se remplacer les uns les autres : ainsi , le tissu fibreux s'ossifie ; les éléments de l'os peuvent se rencontrer au milieu de couches conjonctives, comme par exemple des myéloplaxes dans le sein. Réciproquement, on voit le tissu osseux passer à l'état fibreux , etc. Ces différentes modifications , ainsi que nous l'avons dit , ne sont pas de véritables hétérotopies.

Au moment où se fait la formation normale , les cellules qui doivent produire le tissu absorbent des matières , les élaborent et s'en servent pour constituer une substance intercellulaire , ou pour se transformer en tissu de nature conjonctive , d'après l'opinion de Virchow ou celle de Henle. Une fois le tissu constitué, la cellule étendrait sa domination sur une certaine quantité de substance, et dans des limites déterminées. C'est ce que Virchow appelle le territoire de la cellule.

Lorsque les fonctions de formation sont terminées , alors les cellules changent de forme pour la plupart, deviennent étoilées , se disposent en un système de canaux et ne possèdent plus que des fonctions de circulation. Cette disposition des éléments, M. Virchow, d'après ses observations personnelles, « l'a rapprochée des vaisseaux sanguins et lymphatiques. Elle rappelle les anciens *vasa serosa* qui n'existent pas. Cette forme se rencontre dans les points les plus multiples pour le tissu fibreux , les os , le tissu muqueux. »

La dernière catégorie est constituée par des cellules

tout à fait transitoires. Henle considérait les muscles striés et les nerfs comme le résultat d'une transformation complexe. En effet, lorsque le tissu est formé, les cellules disparaissent presque complètement ; à peine quelquefois rencontre-t-on le noyau des éléments transformés. Il n'y a que deux tissus dans cette catégorie.

Ainsi donc :

Tissu de cellules
- permanentes.
  - Tissu celluleux simple ; épithélium de la peau et des muqueuses ; tissus d'organes divers.
  - Tissu celluleux à disposition spéciale ; glandes en général.
- transitoires.
  - A transformation simple ; tissu de substance conjonctive et ses dérivés.
  - A transformation complexe ; muscles striés, nerfs.

Cette classification nous servira à démontrer combien paraissent simples les conditions d'hypergénèse. Dans les deux premières catégories, les cellules déjà existantes deviendront la source des néoplasmes ; dans la troisième catégorie, les tissus seront souvent ramenés à leur période embryonnaire de formation. Enfin, lorsque le tissu est d'une formation complexe, qu'il semble s'être trop éloigné de là forme primitive, et que la cellule originelle n'existe plus, alors la nature enfante des cellules avec des éléments accessoires de ce tissu ou les noyaux qui peuvent encore y être restés ; mais la forme embryogénique de l'élément principal ne reparaîtra pas.

CHAPITRE II

—

NÉOPLASMES

LEUR DIVISION. — HYPERPLASIE SIMPLE. — HYPERPLASIE HÉTÉRO-
PLASTIQUE. — HÉTÉROPLASIE.

———

Nous avons déjà vu ce qui distingue l'hypergénèse de l'hypertrophie. Nous avons vu que l'une est le résultat de l'excitation formatrice, et qu'elle est pathologique ; que l'autre est le résultat de l'excitation nutritive, et qu'elle est normale ; que l'hypergénèse n'est qu'une manifestation d'une force particulière que bien des causes peuvent mettre en jeu.

Toutes les fois qu'un tissu, qu'une partie quelconque est le siége d'une hypergénèse, la formation nouvelle porte le nom de néoplasme ; c'est donc un nom général qui embrasse une foule de tumeurs. Burdach appelait seulement ainsi le tissu fibreux qu'il supposait être la partie principale de toute formation nouvelle. Le sens de ce mot a été étendu ; seulement il ne dit rien des caractères de la tumeur, ni de la marche qu'elle pourra présenter. Il faut donc diviser les néoplasmes en plusieurs classes. Pour tout néoplasme, il y a hypergénèse d'un ou de plusieurs éléments ; mais peut-on comparer une verrue à un cancroïde, une tumeur fibreuse ou osseuse à une tumeur fibro-plastique molle, une tumeur adénoïde à un cancer du sein?

Cette puissance, dont la manifestation est l'hypergénèse, est donc variable, puisque tantôt nous voyons l'élément ou le tissu en excès présenter une texture analogue à la texture normale, tantôt s'en éloigner plus ou moins. Il y a là des différences dans l'état général. Ce que l'on constate, ce sont des déviations dans la formation, l'état, l'évolution et la fonction de l'élément. Comme c'est l'état général qui préside presque à toute hypergénèse, que l'hypergénèse est formée par des éléments variables dans leur manière d'être, on doit dire que l'état général et que la puissance formatrice varient aussi. C'est ce même état qui fait que la partie nouvelle naît avec tel ou tel caractère ; c'est surtout dans lui qu'il faut chercher la malignité et la bénignité des tumeurs. C'est la constitution qui rend une tumeur bénigne ou maligne. Plusieurs individus sont soumis à des influences épidémiques et à des conditions hygiéniques semblables : chez les uns, la scarlatine ou la variole n'ont aucune gravité; chez les autres, elles entraînent la mort. La malignité, dans ce cas, existe-t-elle autre part que dans l'état général, qui amène tel ou tel cortége de symptômes? Ce n'est pas que dans les tumeurs malignes il n'y ait des causes qui ne viennent augmenter la gravité des désordres et qui ne résident dans la lésion elle-même ; ainsi, nous verrons la malignité s'accompagner de certains caractères, comme la tendance à l'envahissement, l'ulcération avec l'épuisement et l'infection putride, etc., etc.

Nous admettons trois manifestations particulières de cette force, qui peut exister spontanément ou être mise en jeu par des causes diverses. Nous ne nous en occuperons pas quand elle sera le résultat de certains traumatismes.

Ces trois variétés, nous les appellerons : hyperplasie, hyperplasie hétéroplastique, hétéroplasie.

La première classe comprendra toutes les tumeurs dont les éléments suivent l'évolution qu'ils suivent dans leur état normal, dont les éléments ont une identité parfaite avec ceux qui appartiennent à l'état normal : hyperplasie.

La deuxième classe sera formée par les tumeurs dont les éléments ne suivront pas une évolution complètement analogue à l'évolution normale, conserveront quelques-unes de leurs propriétés et offriront des déviations plus ou moins prononcées de leur fonction, de leur usage : hyperplasie hétéroplastique.

Enfin, dans la troisième classe nous rangerons le cancer. Nous y constaterons que la fonction de l'élément n'existe plus en général, qu'elle est annihilée probablement par l'activité formatrice, par la tendance à une multiplication rapide et incessante. Au point de vue anatomo-pathologique, nous appellerons le cancer une hétéroplasie; mais nous donnerons à ce terme un sens plus précis que ne le fait M. Virchow. Une production de poils, de dents, d'épiderme, dans une partie quelconque de l'économie, en dehors des tissus qui peuvent leur donner naissance normalement, est hétéroplastique à ses yeux; pour nous, ce ne sera qu'une simple hétérotopie. La chose principale à considérer dans un néoplasme, c'est, tout d'abord, non pas l'espèce de tissu, l'espèce d'élément, mais bien l'état, le caractère physiologique et pathologique de cet élément, et par conséquent la nature de la force qui préside à sa formation et à son évolution. Que ce soit de l'épiderme, du tissu fibreux, de l'os, des dents, des cellules pigmentaires, peu m'importe; ce que j'examine, ce qui a de la valeur au point de vue clinique, c'est le but final, le développement, l'évolution plus ou moins complète de l'élément, puisque, au début, la prolifération est la même pour le cancer, le tubercule, le pus et d'autres productions. Nous apprécierons donc, en leur donnant des noms diférents, les différences de cette force qui fait que l'élément suivra son évolution normale : hyperplasie; s'en éloignera un peu : hyperplasie hétéroplastiquè; s'en éloignera tout à fait : hétéroplasie.

CHAPITRE III

—

HYPERPLASIE SIMPLE

CONDITIONS VARIABLES D'HYPERPLASIE.—RAPPORTS AVEC L'HYPERTROPHIE.
CARACTÈRES.

———

De même que l'hypertrophie est le résultat d'une suractivité nutritive, de même l'hyperplasie est le résultat d'une suractivité formatrice, mais anormale. La nécessité de distinguer ces deux manières d'être des tissus, avait fait appeler l'une, hypertrophie normale, l'autre, hypertrophie anomale. C'est qu'en effet, elles sont différentes, ainsi que nous l'avons dit à propos de l'hypergénèse. Si nous examinons l'hyperplasie dans nos deux classes de tissus, nous voyons changer les conditions de formation. Pour la plupart des tissus de cellules permanentes, la puissance formatrice doit persister à l'état normal, et se trouve être une nécessité de conservation. Ainsi, dans les muqueuses, dans le corps muqueux, dans le revêtement épithélial de la plupart des conduits excréteurs, il y a genèse continuelle d'éléments. Que sera l'hyperplasie dans ce cas ?

4

L'exagération seule de cette condition normale; si elle porte sur l'épithélium, ce sera des tumeurs épidermiques; si elle porte sur d'autres éléments, cytoblastions et tissu fibreux, ce sera une tumeur analogue à certains chalazions; si c'est la peau tout entière qui est prise, nous aurons des polypes, un *acne molluscum.*

La genèse dans les glandes constitue aussi une des conditions de leurs fonctions. La formation d'éléments est d'autant plus active que la sécrétion est plus abondante : tantôt le produit se forme aux dépens de la cellule elle-même ; tantôt il ne fait que traverser sa paroi, une fois qu'il a été formé. Pour peu que la suractivité fonctionnelle continue, nous avons l'hypertrophie. L'hyperplasie n'est pas liée à l'activité de la fonction ; elle n'est pas un simple effet de réparation ; il n'y a pas genèse, mais hypergénèse, c'est-à-dire production en excès, production en dehors de la nécessité. On voit alors les cellules ou les noyaux augmenter en nombre, le cul-de sac ou le tube grossir, l'acinus, le lobule, le lobe, si c'est une glande composée, offrir un volume plus considérable ; il pourra même y avoir des formations nouvelles de tissu glandulaire, de tubes, de vésicules ou de culs-de-sac. Mais tout, dans l'organe, conservera ses rapports normaux ; chaque élément suivra l'évolution qui lui est propre, il se comportera presque comme s'il était normal. Dans cette forme d'hyperplasie, les conduits excréteurs persisteront dans un état d'intégrité parfaite. Comme toute formation est

en raison inverse de l'activité de fonction, on voit
la fonction même diminuer tout en persistant à l'état
latent, sinon à l'état dynamique. Si une excitation un
peu forte se manifeste, s'il survient une stimulation
spéciale, comme par exemple l'accouchement pour
la lactation, alors la fonction reparaît.. Voici, je crois,
un exemple qui semble venir à l'appui de ce que
j'avance :

Claudine Dutartre, 26 ans, journalière, née à Che-
nonce (Saône-et-Loire), entre dans la salle Sainte-
Marthe de l'Hôtel-Dieu de Lyon, le 12 novembre 1859,
service de M. Desgranges, chirurgien en chef.

La tumeur que porte cette femme sur le sein gauche re-
monte à six ans environ ; son volume, qui était d'abord égal à
celui d'une noisette, est arrivé progressivement à celui d'une
noix, qui est le volume actuel. Depuis son apparition, elle a eu
deux enfants qu'elle a nourris. Chaque fois la lactation a amené
un accroissement sensible, et la menstruation était sans effet sur
le volume de la tumeur. On ne peut assigner aucune cause à
la formation de la tumeur.

Actuellement, à la partie supérieure du sein gauche, un peu
en dehors de l'hémisphère qui représente la glande tout entière, on trouve une tumeur du volume d'une noix environ.
Elle est mobile de toutes parts, et, si elle tient à la glande, cela
ne doit être que par des prolongements insignifiants, car on ne
sent pas d'adhérences, et le déplacement de l'une ou de l'autre
n'amène pas de changement appréciable dans leur position
respective.

On ne trouve aucune adhérence ni à la peau, qui offre la

texture normale, ni aux parties profondes, sur lesquelles la tumeur se meut librement.

Sa forme est irrégulièrement arrondie; on sent quelques bosselures surtout en haut. Le toucher donne la sensation d'une surface vaguement lobulée, mais il ne peut nettement faire évaluer la consistance, qui ne paraît pas très-dure. Il serait impossible de dire s'il y a de la fluctuation ou des points ramollis, à cause de la couche graisseuse assez épaisse qui lui est interposée. Jamais cette tumeur n'a été le siége d'une douleur; elle ne gêne même pas beaucoup la malade.

Les ganglions axillaires sont normaux.

Enfin, l'état général est très-bon, la santé florissante, l'embonpoint assez prononcé. Les fonctions digestives sont en bon état. Les fonctions menstruelles s'exécutent avec régularité. Le sujet n'a jamais eu de maladie, ni d'engorgements ganglionnaires. Cheveux châtains; tempérament bilieux.

25 novembre. Opération; anesthésie préalable; ablation de la tumeur par une incision curviligne; deux ligatures; cinq points de suture entrecoupée; pansement à plat.

Anatomie pathologique.—La dissection de la tumeur montre qu'elle était enveloppée de toutes parts d'une couche graisseuse qui lui forme une sorte d'atmosphère. Elle n'a que des prolongements renfermant les vaisseaux nourriciers. On ne trouve aucun canal qui puisse être considéré comme un conduit galactophore.

Au-dessous de la couche graisseuse, est une enveloppe fibreuse qui entoure la tumeur de tout côté, et qui se sépare facilement du tissu adipeux voisin. Sa surface, qui se moule sur celle des parties sous-jacentes, adhère d'une manière assez intime par son côté interne, pour que la dissection en devienne minutieuse. On voit alors cette surface interne envoyer des prolongements dans les anfractuosités des saillies et des dépressions. La surface de la tumeur est bosselée, irrégulière ; mais les bosselures, de volume fort inégal, ne sont pas réunies les unes aux autres avec la régularité qui caractérise les lobules, et, si l'on admet cette forme lobulée, on est obligé d'avouer que, dans beaucoup de points, elle est vaguement dessinée.

On peut alors reconnaître que la consistance n'est pas aussi homogène qu'elle le semblait, lorsque la tumeur était en place ; en effet, dans quelques points elle est assez prononcée ; dans d'autres on sent une fluctuation manifeste.

Nous incisons la tumeur, aussitôt nous voyons s'écouler une assez grande quantité de liquide. La pression en fait sortir une quantité encore plus grande. On peut évaluer tout ce qu'on en retiré, à une cuillerée à café à peu près.

Ce liquide est d'un blanc jaunâtre ; il ressemble pour l'aspect et la consistance à de la crème de Mâcon; il est sirupeux. Le toucher donne une sensation onctueuse. Puis, lorsque le liquide se dessèche sous l'influence du frottement et de la chaleur des doigts, on éprouve la sensation d'une poussière fine; il se coagule en partie à l'aide des acides.

Ce liquide est contenu dans une série de cavités irrégulières, de volume variable, qui constituent la majeure partie de la tumeur. Les cavités sont arrondies, quelques-unes ont une forme ampullaire et se terminent d'une manière pointue, effilée ; mais on ne trouve aucun conduit. Leur surface interne est lisse, blanchâtre. Chacun des kystes est enveloppé et formé par une couche plus ou moins épaisse de tissu fibreux qui se confond avec l'enveloppe générale, ou avec celle des kystes voisins. Dans certains points ils sont séparés les uns des autres par un tissu particulier, sur lequel nous reviendrons tout à l'heure. On trouve encore sur la surface interne de quelques-uns, des lamelles blanches se séparant par exfoliation et ressemblant à celles qui se rencontrent dans les kystes dermoïdes. Ces cavités ne se continuent nullement avec des conduits : il n'y a pas de traces non plus de ces tractus jaunâtres, résistants, tubuleux, comme ceux de certaines tumeurs du sein.

Enfin, entre ces cavités et sur le rebord externe de la tumeur, se trouve un tissu particulier; il tranche, par sa couleur gris-rosé, avec la couleur blanche et jaune des enveloppes et de la substance des kystes. Il a une apparence granuleuse. Ses granulations sont réunies par des fibrilles, et se laissent facilement enlever avec des pinces fines; quelques-unes atteignent un volume d'un ou deux millimètres. Alors leur aspect est blanchâtre, et on voit que ce sont de petites cavités en voie de développement, contenant un liquide de même apparence, mais plus épais que celui des kystes.

La masse générale de ces granulations, prises en masse, est disposée avec une certaine régularité. A la périphérie, ce sont des lobules et des lobes, comme dans les hypertrophies simples, ou plutôt dans les hyperplasies. Entre les kystes, ce sont des amas de granulations qui forment des lobules tuberculeux d'une longueur et d'une épaisseur variables.

Les vaisseaux se disséminent au milieu de la tumeur, sans présenter de caractère particulier.

Micrographie. — Le liquide contient surtout des éléments de matière grasse : ce sont des granulations et des globules réfringents, solubles dans l'éther, qui sont libres ou réunis en amas. Quelques-uns de ces amas, de volume divers, sont enveloppés d'une fine membrane, de nature protéique, soluble dans l'acide acétique. Au milieu de tous ces globules, qui forment la masse du liquide, on rencontre des cellules dont les unes ont conservé leur noyau, dont les autres en sont dépourvues et qui se trouvent mêlées à toutes ces granulations, ainsi qu'à de nombreux cristaux de cholestérine.

Les lamelles qui recouvrent la paroi de quelques kystes

sont exclusivement constituées par des cellules déformées, aplaties, dépourvues de noyau et de granulations, plissées les unes contre les autres, tassées, ce qui donne à leur masse un aspect fibro-aréolaire.

En râclant les parois, on détache des cellules pavimenteuses, à noyau ovalaire, plus petit que celui de l'épithélium nucléaire. Elle sont irrégulièrement quadrilatères, et se touchent par leurs bords. Il semble qu'il n'y en a qu'une seule couche, et, si l'on détache quelques fragments de ces parois, on voit parfois sur leur bord des cellules qui ne tiennent plus que par un de leurs côtés.

Enfin, la partie granuleuse de la tumeur est formée de culs-de-sac volumineux, contenant un épithélium nucléaire assez abondant. L'enveloppe des culs-de-sac est souvent assez épaisse pour nécessiter l'emploi de l'acide acétique, afin de distinguer l'épithélium nucléaire.

Que conclure de la présence de ce liquide dans ces kystes? c'est que probablement, dans l'origine, ce n'était autre chose que du lait. Du reste, la constitution micrographique le rapproche de cette sécrétion; ce liquide une fois sécrété n'a pu être déversé, la tumeur n'avait pas de conduit. C'était là un de ces lobules isolés, ne tenant pas à la glande à laquelle ils ressemblent, et restant complètement indépendants, comme des *vasa aberrantia*. La tumeur était d'abord de nature hyperplastique; il est permis de le supposer d'après l'accroissement qu'elle prit et la présence des culs-de-sac qui restent dans la portion granuleuse. Puis deux grossesses survinrent, l'activité fonction-

nelle, se réveilla sous l'influence de deux accouche-
ments. Il se fit une sécrétion de lait qui ne put
s'écouler, et qui ne détermina pas non plus ces phénomènes d'inflammation et de suppuration, conséquences habituelles de la rétention de ce produit. L'accumulation du liquide, dont on peut suivre les degrés,
amena dans les parois des kystes les changements
qu'on y voit survenir d'habitude. Cette observation,
je crois, prouve bien ce que j'avançais, que, dans
l'hyperplasie, la fonction pouvait encore s'exécuter.

Mais cette distinction qui, dans ce cas, me paraît
si bien établie, n'est pas toujours possible. On ne
peut toujours séparer nettement l'hypertrophie de
l'hyperplasie, la fonction de la formation ; cela s'observe dans certaines glandes. Lorsque le produit de
sécrétion ressemble aux cellules de la glande elle-
même, on ne distingue pas aussi facilement l'hypergénèse de l'hypersécrétion, le résultat d'une excitation
formatrice, du résultat d'une excitation fonctionnelle.
Si on songe de plus que dans les glandes en grappe
simple, l'issue du produit est souvent empêchée par
la nature même du conduit et par les oblitérations
qui peuvent y survenir, on sera bien en droit de se
demander si les tannes, si ces petites tumeurs auxquelles M. Huguier a donné le nom d'exdermoptosis,
sont ou non de nature hyperplastique.

Cependant, même dans les glandes en grappe simple, l'hyperplasie peut quelquefois se reconnaître. Ainsi

on y rangera les comédons, *varus comedo* d'Alibert, *acne punctata*, parce qu'il y a une formation anormale de poils et une accumulation épithéliale. L'athérome arrivé à un certain développement nous montrera aussi des caractères assez tranchés pour qu'on puisse le ranger, soit dans cette classe, soit dans la classe suivante de tumeurs. En effet, quelle que soit la consistance du contenu, on voit souvent ces cellules, par suite de l'activité de l'hypergénèse, perdre leur caractère habituel, se transformer en épiderme. A sa surface interne, il y a souvent des formations nouvelles de glandes, de poils, comme si cette surface interne se transformait en peau. C'est là, je crois, un des plus beaux exemples de formation hyperplastique, ayant même un caractère hétérotopique.

Enfin, dans les glandes, comme la thyroïde, les lymphatiques, l'hyperplasie peut encore se reconnaître. Mais le plus souvent c'est une hyperplasie hétéroplastique, ainsi que nous le verrons à propos des kystes dont elles sont le siége, des transformations graisseuses ou calcaires de leurs éléments, et de la formation d'une quantité variable de substance intercellulaire.

Si la réparation des tissus de cellules permanentes se fait presque toujours à l'aide d'une formation nouvelle d'éléments, elle n'est pas aussi manifeste, il s'en faut, dans les tissus de cellules transitoires. Ainsi, nous avons dit qu'il n'est pas prouvé que lorsqu'un de ces tissus est arrivé à son développement complet, il se fasse une rénovation de ce tissu et que la nutrition ne soit autre chose qu'un acte moléculaire simple. J'en parlais à propos de l'hypertrophie, qu'on peut envisager, dans ces cas-là, comme une simple augmentation de volume de chaque partie constituante. Si on doit l'admettre pour le tissu osseux, c'est plus contestable pour le tissu conjonctif, les muscles striés et les nerfs. Que cette réparation soit un effet de multiplication ou de simple amplification, elle passe inaperçue. De même, le développement hyperplastique du tissu fibreux est aussi peu évident que son mode de réparation. Dans les tumeurs cartilagineuses, on le suit avec facilité ; mais si l'on veut voir le tissu ramené tout à fait à une période embryonnaire, il faut l'examiner dans la forme suivante, qui établit la transition avec l'hétéroplasie.

La formation de cette classe de lésions est si lente, que l'assimilation des substances se fait d'une manière complète, et alors un nouveau tissu vient se surajouter peu à peu, et troubler l'harmonie des rapports ; un tissu pathologique qui a tous les caractères des tissus normaux analogues arrivés à leur complet développement. Ainsi, un lipome ressemble au tissu adipeux ; une tumeur fibreuse, un corps fibreux, à du tissu fibreux normal.

A propos de la cicatrisation, M. Benoît (*Auto-plastie de la main,* avril 1860) dit « qu'il y a harmonie la plus parfaite entre un tissu et les usages

qu'il a à remplir. En vertu de ce principe, des cicatrices qui remplacent la peau et fonctionnent comme
elle, tendent à lui ressembler anatomiquement. La
cicatrice ne deviendra jamais, il est vrai, cet organe
si complexe, composé de tissu cellulaire, fibreux,
élastique, épidermique, vasculaire, nerveux, de glandes
sébacées et sudorifiques, de follicules pileux, de fibres
musculaires lisses, etc.; mais sous l'influence d'une
substitution organique progressive, elle pourra ac-
quérir des propriétés et des facultés qui la rendront
moins étrangère au reste de l'organisme et moins
hostile aux fonctions qui s'exercent dans sa sphère. »

Pour le quatrième genre de tissus, le cancer montre,
à propos de chacun d'eux, qu'ils font exception à la loi
qui ramène la formation pathologique à la forme embryonnaire. En faisant l'histoire de leurs lésions néoplasmatiques, nous nous expliquerons sur les muscles
et sur les nerfs, au point de vue de l'hypertrophie et
de l'hyperplasie, et nous tâcherons de montrer l'importance pathologique qu'y prennent des éléments accessoires.

Ce qui caractérise cette classe de néoplasmes, c'est
la stabilité des éléments et leur évolution complète
sans déviation. L'élément en excès présente le même
état, la même manière d'être que s'il était normal; la
tumeur épidermique ressemble à de l'épiderme, la tumeur fibreuse à du tissu fibreux, le cartilage pathologique à du cartilage. Il n'y a donc là qu'une sorte

de trouble harmonique ; le tissu , l'élément suivent leur marche habituelle, et, si ce n'était une hypergénèse, rien ne serait changé dans l'organisme.

Le trouble qui est la conséquence d'une apparition hyperplastique est local. La tumeur s'avance lentement, et cette lenteur peut lui permettre une assimilation si complète de substances, que le néoplasme réunit les conditions qui le font ressembler à l'état normal. L'extension est, en général, bornée, et au bout d'un certain temps le développement s'arrête, à moins qu'elle ne prenne plus tard le caractère hétéroplastique, ce qui arrive souvent.

La forme est variable; elle est spéciale dans les tissus qui, comme la plupart des glandes, ont une disposition spéciale. Autrement elle peut être arrondie, étendue en nappe, ou pédiculée comme dans les polypes. Son aspect ressemble à celui du tissu qui lui a donné naissance et qui est son analogue. Cependant il est des cas où cet aspect est tout à fait différent, c'est lorsqu'un élément accessoire est en hypergénèse : ainsi, les chalazions à cytoblastions ne ressemblent pas au derme ; ainsi, un développement anormal du tissu fibreux de la mamelle et une ossification de ce même tissu, sont loin d'être identiques à une hyperplasie qui porte sur la glande elle-même.

La circulation dans ces tumeurs, ou les moyens par lesquels leur arrive leur nutrition, ne sont pas changés. Comme il y a dans le point qu'elles occupent une ac-

tivité formatrice, l'activité circulatoire est plus grande ;
mais cette dernière passe toujours inaperçue, puisque
le développement est insensible. Les conditions de
nutrition sont les mêmes que pour les tissus sains de
même nature. Dans le néoplasme fibreux, c'est le
même mode de transport de substances à l'aide de
cellules étoilées.

Enfin, comme derniers caractères, état stationnaire
à un certain développement, point de tendance à l'ulcération, jamais de retentissement général.

CHAPITRE IV

—

HYPERPLASIE HÉTÉROPLASTIQUE.

———

§ I.

Division en deux genres.

Cette deuxième classe de formations néoplasmatiques est importante, parce que, tout en différant de la première et de la troisième classe, elle a des caractères qui se rapprochent de l'une et de l'autre, et qu'elle établit ainsi une sorte de transition entre l'hyperplasie et l'hétéroplasie. C'est une des raisons pour lesquelles on peut l'appeler hyperplasie hétéroplastique. De même que nous avons vu l'hyperplasie se rapprocher de l'hypertrophie et se confondre avec elle, dans quelques cas, de même certaines formes de cette classe se rapprochent tellement du cancer, qu'il est difficile de dire si une tumeur est bénigne ou maligne. Cette classe se distingue de la précédente par les caractères que nous énumérerons, et qui peuvent se résumer dans une activité formatrice plus grande et une déviation de l'élément.

C'est là surtout qu'on voit, pour certaines tumeurs, la réapparition manifeste de la puissance qui a pré-sidé à la formation du tissu, le retour à la période embryogénique. Nulle part il n'est plus de points de ressemblance entre le tissu conjonctif qui se déve-loppe et le tissu conjonctif pathologique, que dans certaines tumeurs fibroïdes. Cependant la ressemblance de forme n'implique pas une virtualité identique; ainsi, nous verrons que les productions de cette nature sont généralement dans l'impossibilité de suivre leur évo-lution complète, et d'arriver à une organisation défi-nitive. Sous le rapport de la transformation ultime du tissu pathologique, la comparaison avec le tissu normal embryonnaire est impossible.

Il y a deux genres d'hyperplasie hétéroplastique. Leurs symptômes, leurs caractères anatomiques va-rient suivant le genre de tissus et la déviation plus ou moins grande de l'élément. Ces deux genres se combinent souvent l'un à l'autre, de même qu'ils res-tent indépendants. L'un et l'autre sont le résultat d'un changement dans le rôle de l'élément, d'un changement probable dans sa nature.

Le premier genre est caractérisé par des kystes.

Le deuxième genre nous offre une matière inter-cellulaire plus ou moins abondante, avec des cellules ou des noyaux dans un état spécial.

§ II.

1er GENRE. — On a donné le nom de kyste à toute espèce de poche ou de sac sans ouverture, renfermant un contenu de nature on ne peut plus variable, ayant ses parois ordinairement membraneuses. Mais ce mot s'applique à des lésions très-diverses, et il est important d'établir des différences, soit au point de vue de l'origine, soit au point de vue de leurs produits. Les uns appartiennent bien à l'hyperplasie hétéroplastique ; mais beaucoup d'autres ne sont que le résultat du développement. Nous signalerons ces derniers, mais sans leur donner d'autre valeur que celle qu'ils ont.

Le contenu n'affecte souvent avec la poche aucun rapport de contiguïté : kystes séreux, athéromes, etc. D'autres fois, sur un point quelconque, le contenu tient au kyste par un ou plusieurs pédicules qui sont en général des vaisseaux : enkystement des tissus. Enfin, il arrive souvent que, par des métamorphoses ou des accidents de développement, il se forme des cavités au sein des tumeurs. Ce sont surtout ces deux dernières espèces de kystes qui sortent de la classe des lésions que nous étudions. Le contenu est souvent de la sérosité, d'autres fois un produit de sécrétion, du sang épanché, des cellules du parenchyme, ou enfin des tissus organisés qui se sont revêtus d'une enveloppe.

Les kystes ont été divisés en deutérogènes et en autogènes. Les kystes deutérogènes se forment dans des conduits excréteurs , dans la cavité normale d'une glande ou d'une bourse séreuse ; ils ont souvent , au début, une apparence lobulée , due au déplissement des follicules. La cause la plus fréquente dans les glandes est une obstruction des conduits sécréteurs ou une hypersécrétion ; nous en avons déjà parlé. Souvent on observe une multiplicité de formation de même nature. Nous avons vu les points de contact qu'ils avaient avec l'hypertrophie ; nous avons vu aussi qu'ils étaient souvent le siége de formations hétérotopiques ; nous avons en outre signalé les changements qui peuvent survenir dans le produit, dans la nature du revêtement. Ainsi , dans les athéromes, les cellules perdent fréquemment le caractère fonctionnel, et se transforment en couches épithéliales , ressemblant à de l'épiderme, se stratifiant et pouvant se disposer en lamelles. La transformation d'un genre d'épithélium, comme le cylindrique en pavimenteux, n'a certes rien qui puisse appartenir à une déviation; c'est une transformation qu'on trouve souvent hors l'état pathologique. Mais, dans ce genre d'athéromes, l'hypergénèse, au lieu d'être constituée par des cellules analogues à celles de la glande normale , forme un revêtement qui donne lieu à une exsudation de sérosité ;

cette transformation d'une cavité glandulaire en kyste séreux, et de la couche cellulaire en épithélium de séreuse, rentrera bien, à mon avis, dans cette classe de lésions.

Les kystes autogènes ont une origine très-obscure. D'après MM. Frerichs et Rokitansky, ils se forment par le développement d'une simple cellule. C'est la cellule pour Frerichs, le noyau pour Rokitansky. Il y a un appel de substance, et la cavité grandit par imbibition. De nouveaux noyaux, de nouvelles cellules apparaissent sur la surface interne, et constituent plus tard un revêtement complet ou incomplet. M. Lebert penche pour l'opinion de Frerichs ; il l'a observée dans l'hypertrophie de la thyroïde et de la parotide, et il signale comme changements subséquents une vascularisation des parois, qui s'épaississent, se condensent et subissent une véritable hypertrophie fibreuse ; des végétations épidermiques dans l'intérieur ; des formations de corpuscules en papilles dont le pédicule se rompt et qui tombent dans la poche ; puis, des formations homologues dans les parois ; et enfin, des incrustations calcaires. Le liquide de ces kystes est toujours de la sérosité albumineuse, ce qui les différencie nettement des kystes hydatiques. Il tient en suspension des cellules détachées, des corpuscules particuliers auxquels M. Robin a donné le nom de sympexion et qu'on peut, je crois, rattacher aux corpuscules amyloïdes ; enfin, s'il y a eu de l'inflammation, on rencontre des grumeaux fibrineux et des globules sanguins plus ou moins altérés.

Ne serait-il pas permis, en entrant dans le champ des hypothèses, d'admettre une modification de la surface ou de la membrane de la cellule, quand on voit cette absorption de liquide, de sérosité, se faire avec tant de puissance ? Les expériences que M. Graham (*On osmotic force*, 1854) a publiées dans un article sur la puissance osmotique des membranes recouvertes d'une couche albumineuse, viendraient à l'appui de cette hypothèse. Ces expériences ont, du reste, expliqué la manière d'agir des injections irritantes dans les hydropisies. La modification des parois cellulaires n'a pas été démontrée par la micrographie; je le répète, c'est une simple hypothèse.

Cette espèce de kystes appartient surtout à certaines glandes, à quelques tissus de cellules ; on la rencontre aussi dans les cartilages. Elle est le résultat d'une déviation fonctionnelle.

Mais il est d'autres kystes pour lesquels il faut établir une distinction radicale. On me permettra de les décrire ici, quoique ce ne soit pas leur place. Lorsqu'une tumeur, une partie d'un tissu prend un développement rapide, quelle que soit sa nature anatomique, il arrive souvent qu'il se forme une poche tout autour. Dans ce cas, l'activité formatrice est entièrement locale, et c'est peut-être pour cela que le tissu conjonctif environnant se feutre, se dispose en une membrane qui n'adhère souvent à la lésion que par quelques prolongements cellulo-vasculaires. Le mode de distribution des vaisseaux dans les glandes qui subissent cette altération, nous expliquera nettement ces changements de circulation et de rapports. Un liquide n'est pas une condition indispensable de ces sortes de kystes ; quand on en trouve, c'est une sérosité limpide ou hématique qui s'est déposée là par une simple transsudation ; car il est rare qu'un revêtement épithélial recouvre la surface interne de la poche ou la tumeur.

Toute tumeur (je ne parle pas cependant du cancer) peut s'enkyster de cette manière. La rapidité de formation n'est pas une condition *sine qua non*.

Enfin, il existe une dernière variété de kystes à laquelle on devrait plutôt donner le nom de cavités. Dans les glandes ou dans les tumeurs fibro-plastiques, le tissu pathologique s'écarte parfois dans certains points et constitue ainsi des lacunes quelquefois étendues qui se remplissent de sérosité limpide ou hématique, ou qui sont seulement humides quelquefois. Ces cavités sont plus ou moins régulières. Là, non plus, on ne trouve pas de couche épithéliale de revêtement, c'est le tissu lui-même qui forme la paroi. Quand des extravasations, des épanchements de sang surviennent dans les productions molles, ils suivent absolument la même marche que quand ils sont dans des conditions ordinaires. En dernier lieu, si des amas de cellules entrent en dégénérescence graisseuse et se dissolvent ; si dans les points où la dissolution s'est produite il y a eu une atrophie de substance intercellulaire, alors on voit se creuser encore des cavités qui sont presque toujours irrégulières : elles sont remplies d'une matière suifeuse qui peut subir différents changements.

§ III.

2ᵉ GENRE. — Ses caractères. Cellules et noyaux : matière intercellulaire. Modifications ; texture. Différences avec l'hyperplasie.

2ᵉ GENRE. — Dans ce genre de lésions, nous pourrons trouver les caractères qui se rapprochent le plus du cancer. Cependant ces lésions sont loin d'être toutes malignes. Nous verrons certains tissus ramenés à une forme analogue à celle de la période embryonnaire ; là, nous trouverons une déviation fonctionnelle des éléments, et, chose remarquable, cette force, cet état général qui domine la formation de ces tumeurs, tend à rapprocher les rôles pathologiques des éléments. Ainsi, les couches profondes du derme, les glandes, le tissu fibreux, le cartilage, nous offriront une substance intercellulaire dont la consistance varie, mais qui présente toujours de grandes analogies.

M. Lebert ne s'est pas prononcé sur la composition de cette substance. J. Vogel l'a toujours vue se comporter de même sous l'influence des réactifs. Il la compare à la pyine ou au mucus, et se demande si elle est toujours de même nature. M. Virchow considère la

substance intercellulaire des tissus de substance conjonctive comme variant de composition et donnant de
la gélatine, de la mucine ou de la chondrine. Certaines
dégénérescences colloïdes, d'après lui, ont une structure analogue à celle du cordon ombilical et une substance intercellulaire analogue au mucus, et il les
appelle myxomes. Le collonema de Muller n'est, à ce
qu'il pense, que du tissu cellulaire œdématié. M. Robin ne parle que de ses caractères physiques. En se
bornant sur l'identité de réactions chimiques grossières
et d'apparence de cette substance, on est autorisé à
lui donner, sinon une identité absolue de nature, du
moins une grande corrélation, dans les différentes espèces de tumeurs.

Elle reçoit le nom de colloïde ou gélatiniforme lorsque sa consistance est peu prononcée ; elle est parfois
incolore, translucide, et ressemble à de la gelée.
Lorsqu'il y a eu une extravasation sanguine dans son
épaisseur, elle prend une couleur rose, rouge, vineuse,
partielle ou générale, selon la quantité et l'étendue de
l'extravasation des globules (variété hématique). Elle
forme des masses homogènes ou elle est traversée par
une trame lâche ou serrée, formée de trabécules entre-
croisées, ce qui lui donne un aspect aréolaire. Le
microscope montre une matière amorphe vaguement
striée dans les tumeurs fibro-plastiques ; on la trouve
traversée de faisceaux conjonctifs et semée de granulations réfringentes disséminées ou disposées en amas.

Cette substance amorphe contient des éléments celluleux. Tantôt ce sont des cellules, comme dans la thyroïde, les cartilages ; le plus souvent, on n'y trouve que des noyaux qui, par leur aspect et leur volume, ressemblent aux équivalents normaux. Ce sont ordinairement des noyaux, parce que ces lésions se développent fréquemment dans les couches profondes de la peau (cytoblastions), dans les glandes en grappe (épithélium nucléaire), mais surtout dans le tissu conjonctif (noyaux fibreux). Dans les tumeurs du sein, l'hyperplasie hétéroplasie peut porter sur un élément accessoire : le tissu fibreux, dont les noyaux refoulent et étouffent l'épithélium nucléaire, prennent sa place et se développent en conservant, mais en exagérant, la forme de la glande. Il y a alors une véritable substitution d'éléments.

Les nouveaux éléments sont en général assez rapprochés, ou ils sont accumulés les uns sur les autres, mais dans des espaces limités.

Le développement de la tumeur est en général rapide ; il est plus lent lorsqu'il y a une trame aréolaire ou que la tumeur est consistante. Il est progressif ou à marche irrégulière ; parfois il est foudroyant.

Les transformations ultérieures portent sur les cellules d'abord, sur la substance intercellulaire ensuite. Que ce soient des noyaux ou des cellules, la dégénérescence graisseuse est fréquente. Le noyau se remplit de granulations réfringentes, qui finissent par l'envahir complètement et cacher le nucléole. Pour la cellule , l'accumulation se fait autour du noyau, qui peut en être exempt, s'atrophier et disparaître simplement. Une fois envahis par ces granulations, qui leur donnent parfois une apparence vésiculiforme, les éléments se désagrègent et ne laissent à leur place que des amas où l'on rencontre de la xanthose et des cristaux de cholestérine. La putréfaction s'en empare souvent, et on la reconnaît à l'odeur repoussante qu'exhale la tumeur au moment où on l'incise. Ces amas sont contenus dans des cavités irrégulières, et c'est à eux que M. Lebert a donné le nom de matière phymatoïde.

D'autres fois les cellules et les noyaux se flétrissent, se rident, ou bien le noyau, si c'est une cellule, disparaît et les éléments deviennent le siège d'une incrustation calcaire. Ainsi , Dalrymple enleva une tumeur du cartilage tarse qui contenait des dépôts ossiformes ; elle était formée par des cellules remplies de granulations terreuses, que Gulliver trouva composées par des phosphates et des traces de carbonates calcaires. Ces incrustations, ces productions ossiformes, car on ne peut pas les appeler des ossifications, se rencontrent surtout dans la thyroïde , la mamelle, le testicule et les ganglions. On doit considérer cette transformation comme une simple modification de matière propre aux agglomérations graisseuses et caséeuses , aux cellules desséchées. La privation de la vie et l'absence de vaisseaux expliqueraient-elles cet échange de substances analogue à ce qui se passe dans la formation des lithopœdions?

Quand ces dégénérescences constituent des amas, elles n'amènent pas des changements bien manifestes dans les parties voisines, cependant elles peuvent s'enkyster. On voit la substance intercellulaire s'infiltrer de nombreuses granulations réfringentes, solubles dans l'éther, insolubles dans l'acide acétique. La dégénérescence de la matière amorphe peut aller à ses dernières limites ; cette matière disparaît et ses granulations s'ajoutent à celles des cellules. Néanmoins, la transformation respecte un assez grand nombre d'éléments et de substance intercellulaire.

Le mode de nutrition et la disposition des vaisseaux se trouvent complètement changés ; la vascularisation subit des modifications diverses. Ainsi, pour les glandes, les capillaires pénètrent dans le cul-de-sac. Les troncs vasculaires peuvent rester les seuls pédicules par lesquels les différentes parties de la tumeur communiquent avec les tissus environnants; cela se remarque dans les cas d'enkystement des lobules. Les cartilages sont sillonnés par un grand nombre de vaisseaux. Dans les tumeurs fibro-plastiques à noyaux, comme nous n'avons ni cellules étoilées, ni corps fusiformes, la circulation ne s'opère plus à l'aide de réseaux anastomotiques; ce n'est plus une circulation qui se fait avec des cellules particulières, comme dans le cordon ombilical le tissu, fibreux ;

c'est une circulation capillaire véritable. Les vaisseaux sont rectilignes, se séparent à angles droits. On en voit qui ont une largeur de 0,01 à 0,008 m. mil., et qui sont formés par une seule tunique de 0,002 à 0,003 m. mil. On dirait que l'activité de formation ne leur a laissé que le temps de s'étendre ; aussi les tumeurs hématiques sont-elles fréquentes. L'activité circulatoire est si grande qu'il arrive de voir dans le tissu pathologique un véritable soulèvement, isochrone aux mouvements du pouls. Malgré cela, elle est à peine proportionnée à la nutrition et surtout au développement, car un traumatisme léger suffit quelquefois pour amener la gangrène de la tumeur.

La texture de ce genre de lésions diffère suivant les tissus qui leur ont donné naissance, et suivant les tumeurs elles-mêmes. Les unes se rapprochent de l'hyperplasie simple ; celles-là ne deviennent pas aussi volumineuses et peuvent rester stationnaires; elles sont serrées, fibroïdes, et ont de nombreux points de ressemblance avec l'état normal. Quoique dans beaucoup de kystes il y ait des changements dans le rôle de l'élément, ce ne sont presque, comme le dit Vogel, que des œdèmes modifiés par la disposition histologique de la partie atteinte. Ces tumeurs kystiques, comme celles qui appartiennent à l'hyperplasie simple, et qui se rapprochent de l'hypertrophie, sont toujours de nature bénigne, malgré le volume qu'elles peuvent atteindre.

Dans d'autres tumeurs, malheureusement trop fréquentes, le tissu, d'une consistance médiocre, n'a d'a-
nalogue que dans le cordon ombilical ou le tissu muqueux ; encore l'analogie est loin d'être complète. La
texture n'est pas toujours homogène, le tissu normal
prédomine plus ou moins ou manque complètement. La
marche est lente, limitée, dans l'hyperplasie simple ;
elle devient progressive dans l'hyperplasie hétéroplastique. Tandis que, dans la première classe, les tissus
passent insensiblement à leur modification ultime, ici
c'est une naissance rapide, des déviations fonctionnelles, et un retour, une réapparition plus évidente
de cette puissance formatrice qui appartient à la vie
intra-utérine. Ainsi, chez un malade qui nous a fourni
l'occasion de faire une autopsie d'atrophie papillaire
du nerf optique, nous trouvâmes une tumeur fibro-
plastique de la dure-mère, qui s'était dirigée du côté
du cerveau, et qui contenait des myéloplaxes au ni-
veau de cette membrane. La dure-mère avait donc,
sous une influence pathologique, repris sa faculté
ostéogénésique, qu'elle perd complètement une fois
la période embryonnaire passée. L'hyperplasie simple
ne détermine pas de troubles dans les parties voisines.
Avec l'hyperplasie hétéroplastique, on trouve des
atrophies, des disparitions ; des échanges de substances surviennent entre des parties continues. Ainsi,
dans le sein, les conduits galactophores disparaissent
peu à peu, les lobules n'affectent plus aucune conne-

xion avec le mamelon, on aperçoit un point de réunion commun à plusieurs lobules, à plusieurs acini, et, si l'on coupe le pédicule, on n'y trouve que les vaisseaux qui servent à leur nutrition.

§ IV.

Tendances curatives. — Impossibilité d'organisation parfaite. — Différences et analogies avec le cancer.

Les transformations que subissent les éléments celluleux et la matière amorphe sont bien une tendance de la nature, sinon à une guérison, du moins à un état stationnaire. Ainsi, la dégénérescence graisseuse, la transformation en amas caséeux, les incrustations, et enfin l'enkystement de ces parties transformées, tendent à faire un corps inerte d'un tissu qui était organisé. La dégénérescence graisseuse seule est une voie de guérison. Que ces granulations graisseuses se réunissent dans les cellules; qu'au lieu de former des particules isolées dans leur intérieur, elles constituent une substance homogène ; que cette substance homogène colle le noyau contre la paroi de la cellule adhérente elle-même au tissu conjonctif environnant, et vous aurez la transformation lipomateuse de la tumeur, c'est-à-dire la guérison. Je signale l'infiltration granulo-graisseuse comme une similitude qui existe entre les cellules vésiculiformes, les cellules granuleuses et la cellule qui sert à former le tissu adipeux.

Mais, en supposant même qu'il n'y eût pas de différences entre les granulations graisseuses pathologiques
et celles qui sont normales ; en admettant en outre que
la guérison se fasse par une des manières que nous
venons d'indiquer, on remarque que beaucoup de ces
lésions ne peuvent arriver à un état semblable à celui
de l'hyperplasie simple, à une organisation complète,
en un mot. Toutes les analogies qu'on a voulu leur
donner avec les tissus normaux en voie de formation,
ne sont que relatives. Il y a de ces tumeurs qui sont
dans une impossibilité presque absolue d'atteindre
une évolution analogue à celle de l'état normal ; aussi,
une fois qu'elles sont ulcérées, voit-on l'ulcération
persister, et la cicatrisation faire défaut.

Au mois de décembre de l'année dernière, entrait
dans la salle des opérés, n° 6, un homme qui portait
à la jambe une tumeur fibro-plastique molle, ulcérée,
sans engorgement ganglionnaire. L'état général paraissait bon. On excisa la plus grande partie de la tumeur
et on appliqua sur toute la surface de section un large
disque de pâte de Canquoin, qui fut laissé quarante-
huit heures. La cautérisation fut profonde, mais elle
n'atteignit pas toute la partie malade, et, après la
chute de l'escarre, la plaie présenta deux aspects bien
différents. On voyait une zone assez étendue de bourgeons petits, roses, de bonne nature, qui entouraient
des bourgeons volumineux, consistants, blafards, se
développant avec une grande rapidité. La cicatrisa--

tion, qui marcha très-vite, arriva jusqu'au pied de ces bourgeons. Mais on eut beau attendre, on eut beau chercher à les modifier par des pansements excitants et des cautérisations légères au nitrate d'argent , la cicatrice ne marcha pas plus loin, et les bourgeons allaient toujours grossissant. On lui fit deux nouvelles cautérisations avec la pâte de Canquoin, l'une de douze heures, l'autre de six. Chaque fois la cicatrice s'avançait plus loin, à mesure que l'on enlevait le reste des tissus morbides. Le sujet voulut partir. Il restait encore une surface de la largeur de 1 centimètre et demi environ qui n'était pas débarrassée. Je le rencontrai un mois après sa sortie, et il me dit que les bourgeons avaient augmenté de volume, et formaient comme un champignon au-dessus de la cicatrice.

L'influence de la cause qui préside au développement , montre par l'évolution que la puissance formatrice n'est pas identique. Ainsi , si l'on compare une gomme, une tumeur cartilagineuse d'origine syphilitique, à des tumeurs fibro-plastiques, à des enchondromes non syphilitiques, on trouve la même apparence anatomique, la même texture, et cependant, à la suite de la transformation graisseuse de la gomme, la matière amorphe s'atrophie et disparaît, les granulations graisseuses disparaissent ou s'enkystent, et la tumeur guérit ainsi , ou passe à l'état de tissu hyperplastique, surtout si un traitement vient favoriser la nature.

L'impossibilité d'une organisation complète, défini-
nitive, établit des rapprochements pour ces productions avec celles qui sont franchement hétéroplastiques.
Comme ces dernières, elles ont une marche rapide,
une tendance à l'ulcération. La récidive en est fréquente ; je l'ai observée bien des fois, entre autres
chez une vieille femme qui avait à la cuisse une tumeur
fibro-plastique ulcérée. La tumeur fut enlevée complètement, et avant la cicatrisation complète elle avait
une récidive sur place. Pourrait-on, pour tous les
cas de récidive, se servir de l'argument qu'emploie
M. Lebert ? Une tumeur colloïde (observation tirée
du répertoire de Valentin) siégeait dans la mâchoire
inférieure. La résection fut faite. Outre les fibres et la
substance hyaline, on y trouva des éléments du véritable cartilage. Cette tumeur se reproduisit, acquit un
développement énorme, et fit succomber la malade au
bout d'un an. « Il est bien possible, dit-il (*Physiol.*
path., pag. 205), que dans ce cas le mal n'ait pas été
complètement extirpé, et qu'il existât déjà en germe
dans la partie de l'os qui n'a pas été enlevée, et qu'on
ne pouvait pas raisonnablement supposer malade au
moment de l'opération. » Ces tumeurs offrent sinon la
généralisation, du moins une multiplicité fréquente ;
comme le cancer, elles rendent le teint cachectique,
entraînent le marasme et la mort par épuisement.

Les différences qui les séparent du cancer sont
cependant assez tranchées pour légitimer une distinc-

tion rationnelle. La plupart du temps les noyaux sont l'élément prédominant. D'autres fois ce sont des cellules, mais elles sont pâles, peu volumineuses, à parois peu épaisses, et contiennent rarement plus de deux noyaux. Quoique souvent la tumeur grossisse aussi vite que le cancer le plus envahissant, la prolifération celluleuse y est moins considérable, parce que l'augmentation de volume dépend aussi de la substance intercellulaire. Si ce sont des noyaux, et c'est fréquent, ils offrent cette particularité qu'ils n'ont aucune tendance à se transformer en cellules, prédisposition inverse dans le cancer. Ainsi, l'on pourra faire un grand nombre de préparations avec certaines tumeurs fibro-plastiques ou des tumeurs du sein, sans rencontrer autre chose que des noyaux. En général, l'hypergénèse porte sur un, deux éléments, tandis que dans l'hyperplasie simple et dans l'hétéroplasie, quelquefois elle envahit l'ensemble de tous les éléments, de tous les tissus qui constituent un organe.

La fonction change ; s'il n'y a pas abolition complète, il y a déviation. La cellule du cartilage ne donnera plus de cartilage véritable ; le noyau ou le corps fusiforme ne formera plus du vrai tissu conjonctif ; les cellules, les noyaux des glandes ne sécréteront plus. Les substances qu'ils emprunteront aux vaisseaux, ils s'en serviront pour leur développement, leur transformation, et pour faire développer autour d'eux de la matière amorphe en quantité plus ou moins grande. Qu'on appelle cette matière mucus, fibrine organisée, elle n'en est pas moins le résultat d'un appel de substances qui n'ont pas subi, sous l'influence de l'élément, la métamorphose qui devait en faire un tissu, une sécrétion, et cela pourra bien s'appeler une déviation fonctionnelle.

Autour de la lésion, on ne trouve pas cette zone d'excitation formatrice et nutritive qui est fréquente dans le cancer. La tendance à l'ulcération, à l'envahissement, n'est pas excentrique, elle est limitée; enfin, il n'y a pas de retentissement ganglionnaire.

En jetant un coup d'œil sur ce tableau comparatif, on voit qu'il ne nous donne pas des caractères avec lesquels on puisse cependant toujours reconnaître la nature bonne ou mauvaise d'une tumeur. L'hyperplasie hétéroplastique est souvent bénigne; nous l'avons vu pour la plupart des formes kystiques. Pourrait-on considérer comme d'un fatal pronostic la présence de grains riziformes dans une articulation ou une synoviale, certaines productions colloïdes qu'on rencontre dans la pleurésie et la péritonite chroniques, et qui ont été considérées à tort par M. Lebert comme une simple exsudation? Pourra-t-on y ranger certaines tumeurs se rapprochant de l'hyperplasie simple, certaines lésions ganglionnaires appartenant à la scrofule, les polypes muqueux, etc.? Évidemment non. Mais quand je verrai une tumeur grossir rapidement, déplacer certaines parties, en envahir d'autres, tendre quelquefois à se multiplier et à s'ulcérer, je mettrai toujours un point de suspicion au pronostic. Certainement, il sera difficile de distinguer un vrai cancer gélatiniforme d'une hyperplasie hétéroplastique. M. Lebert lui-même, à propos de la distinction du tissu colloïde de nature bénigne et du tissu colloïde cancéreux, dit : « On ne saurait mettre trop de réserve à se prononcer dans des questions pareilles. » (*Phys. path.*, p. 203.)

Cette classe de lésions semi-malignes comprend beaucoup de celles que M. Paget a appelées *recurring fibroïd* et *malignant fibroïd*, beaucoup des *fibro-nucleated* de Bennett et des *fibro-plastic malignant* de Lawrence. Dans la *Gazette médicale de Lyon* de 1855, M. Ollier avait admis une classe de tumeurs auxquelles il avait donné le nom d'exhomœomorphes. Dans le *Journal des sciences médicales* de Philadelphie, M. Woodward, à propos de deux observations de tumeurs du sein, cherche à prouver ces formes de transition. On rencontre bien des obstacles pour établir les limites qui séparent la vraie malignité d'une malignité relative, quoiqu'il semble, en effet, que devant tous ces caractères, que je ne crois pas avoir exagérés, il soit difficile de ne pas croire à l'existence de tumeurs qui, sans avoir tous les symptômes du cancer, ont avec lui de nombreux points d'analogie. Je ne pense pas qu'une division telle que l'admet M. Eugène Nélaton, dans une thèse très-remarquable qu'il vient de soutenir à

Paris, soit rigoureusement juste. On ne peut ranger toutes les tumeurs en deux classes, bénignes et malignes. Je lui accorde, plus que tout autre, l'influence de l'état général ; mais pourra-t-on mettre à côté l'une de l'autre, sous le rapport de la bénignité, une épulie et cette lésion appelée autrefois l'ostéosarcome du maxillaire supérieur ? Est-ce que la tendance à l'envahissement, à la récidive, ne constitue pas un caractère de malignité ? Je ne nie pas que l'ulcération et la récidive ne soient pas une règle absolue pour les tumeurs à myéloplaxes ; mais est-ce que le développement énorme de la lésion, si on l'abandonnait à elle-même, ne s'accompagnerait pas du marasme ? Est-ce que son innocuité peut se comparer à celle d'une exostose, d'un corps fibreux, d'un lipome ? Si la généralisation et le retentissement ganglionnaire sont le critérium des tumeurs de mauvaise nature, ne trouverait-on pas, même parmi les véritables cancers, des tumeurs qui ne se généralisent pas toujours, qui ne récidivent pas fatalement, et qui cependant ne sont pas bénignes ? Enfin, pourquoi tant insister, à propos de ces tumeurs à myéloplaxes, sur la rugination de l'os, sur le choix du caustique ? Cautérise-t-on la plaie d'une exostose, d'un lipome, d'une tumeur fibreuse ?

Nous considérerons donc cette classe de lésions que nous avons appelées hyperplasie hétéroplastique, comme formées : 1° par des tumeurs de bonne nature ; 2° par d'autres tumeurs qui, au point de vue de leur anatomie , de leur symptomatologie et de leur marche, établissent une sorte de transition entre les tumeurs de bonne nature et le cancer.

CHAPITRE V

—

HÉTÉROPLASIE.

---

§ Ier.

Considérations sur l'hétéromorphisme et l'hétérologie.

L'hétéroplasie détermine aussi la formation d'éléments nouveaux, mais d'éléments dont certaines propriétés sont exagérées, tandis que d'autres sont dans un état d'aberration. Le rôle de ces mêmes éléments se trouve singulièrement changé.

Cette question de l'hétéroplasie est un vaste chapitre de l'anatomie pathologique. Elle comprend, en effet, non-seulement les tumeurs cancéreuses, mais encore le pus et le tubercule. De même qu'aujourd'hui on tend à rapprocher les éléments cancéreux des éléments normaux, de même on tend à ramener dans une loi de formation unique les globules de pus, qu'on a considérés si longtemps comme hétéromorphes. Le globule de pus, le globule de mucus, le globule blanc du sang ont souvent une ressemblance si par-

faite, qu'il est impossible de distinguer un leucocyte
d'un élément pris sur une muqueuse enflammée et
même non ulcérée. Il fallut chercher, pour les reconnaître, des caractères chimiques qui étaient tellement
incertains et fugaces, qu'on admit au moins la possibilité de leur identité. M. Virchow va plus loin :
« Dans l'état primitif de granulations (pris dans le sens
histologique) qui engendre les cellules de formation,
le pus, le tubercule, le cancer et le sarcome sont parfaitement semblables. »

Nous n'étudierons les formations hétéroplastiques
qu'au point de vue du cancer.

Une fois que l'on eut compris que les formes exté-
rieures d'une tumeur ne pouvaient donner des caractères suffisants de diagnostic, on chercha une classification basée sur leur texture intime. Alors apparut
la doctrine de la spécificité de la cellule cancéreuse.

Tous les éléments qui constituent une tumeur cancéreuse sont homœomorphes. Avant qu'ils aient subi les
phases de leur évolution et l'influence des altérations qui
amènent l'aberration de leur développement, ils sont en
tout semblables aux éléments qui, chez l'embryon, ont
donné naissance au tissu qui les a produits. Je mets
de côté pour le moment l'hétérotopie. C'est d'abord
une prolifération exagérée de cellules qui présenteront
ensuite des états morbides spéciaux ; mais ce ne sont
pas des cellules dont la création soit en dehors des lois
de l'organisme, des cellules hétéromorphes, en un mot.

Laënnec avait considéré le cancer comme n'ayant pas d'analogue dans l'économie. Certainement, les productions hétéroplastiques s'éloignent des tissus par leur forme et même la nature de leurs éléments à certaines périodes de leur évolution ; mais ce n'est pas à dire pour cela que ces tumeurs, d'une apparence si peu en rapport avec ce qui constitue l'organisme , ne se rattachent pas aux lois de formation générale.

L'insuffisance des classifications reposant sur la forme grossière des tumeurs, devait porter les esprits vers une autre voie analytique. Le microscope venait presque d'entrer, à cette époque, dans le domaine de l'anatomie pathologique. C'est à lui qu'on demanda des lumières. Il promit beaucoup : il sembla tenir peu. Ce que l'on chercha d'abord, ce fut un élément qui permit de diagnostiquer au premier coup d'œil la nature d'une lésion. Le cancer a une marche qui paraissait tellement en dehors des lois de la pathologie, que la route de la spécificité fut, pour ainsi dire , la pente naturelle. Le terrain n'était pas prêt encore pour produire une classification clinique et anatomo-pathologique. L'évolution embryonnaire des tissus était peu connue ; même une foule d'erreurs avait cours sur l'anatomie de leur état adulte. Dès-lors il était, je crois, impossible que, malgré tout le talent et toute la patience du célèbre micrographe qui décrivit une cellule qu'il appela cancéreuse, il n'y eût pas d'erreur dans sa manière de voir.

C'est qu'en effet, plusieurs causes devaient contribuer à égarer les recherches. « Pour déterminer, dit M. Ch. Robin (Nysten, pag. 546, *Evolution*), si un élément qu'on observe pour la première fois constitue une espèce nouvelle, il faut avoir constaté les faits dont nous venons de parler (comparer les éléments anatomiques : 1° à des périodes embryonnaires diverses; 2° à l'état adulte normal; 3° à l'état sénile et à l'état morbide). A plus forte raison en est-il de même lorsqu'il s'agit de déterminer si un élément anatomique, pris dans un groupe de produits morbides, constitue une espèce à part d'éléments anatomiques dissemblables de celles qui sont normales, ou si ce ne serait point seulement un degré d'aberration d'une espèce déjà connue... C'est pour avoir méconnu ces faits qu'on a pu croire à la génération parasitique d'éléments et, par suite, des tissus hétérologues ou hétéromorphes, c'est-à-dire sans analogie de forme ou de structure avec ceux qui constituent l'anatomie normale. » En effet, la notion sur l'évolution aberrante doit remplacer l'idée fausse d'une espèce nouvelle.

A cette connaissance incomplète des différents états que peuvent présenter les éléments, venait se joindre une nouvelle cause d'erreur. Le cancer des glandes est très-fréquent, et en particulier celui de la mamelle. Les tumeurs cancéreuses contiennent un grand nombre de cellules. On savait trop la valeur physiologique de la cellule pour ne pas la mettre en première ligne dans les recherches qu'on pouvait faire. Le cancer du sein possède une cellule que ses contours, son aspect, son volume et le nombre de ses noyaux semble mettre en dehors des formes connues. Le cancer se développe comme un parasite au milieu de l'organisme : sa cellule, on la fit parasitaire. Le cancer a une marche, une évolution spécifiques : sa cellule, on la fit spécifique. La doctrine de cette propriété spécifique et parasitaire n'était qu'une conséquence de l'idée qu'on se faisait du cancer. Antérieurement, des classifications avaient établi des divisions d'après la consistance et l'aspect des tumeurs : elles étaient insuffisantes ; on chercha si un élément n'offrirait pas des formes, quelque chose de particulier qui pût servir à un diagnostic certain.

Hannover, en 1843, fût le premier qui donna au cancer une cellule caractéristique et d'une origine à part ; il ne la supposa que dans le squirrhe et l'encéphaloïde. Il retrancha le cancroïde de la classe des tumeurs cancéreuses, et, dans un travail postérieur, lui donna le nom d'épithélioma. La texture grossière des tumeurs avait jusqu'alors exposé à un pronostic incertain et variable ; tel squirrhe de telle région ne récidivait presque jamais, tandis que dans telle autre il était fatalement mortel. Avec le microscope, on suivit cette même méthode analytique qui avait déjà donné des résultats défectueux. Les différences de forme, de volume et de constitution physique des cellules frappèrent tout d'abord les observateurs, c'est-à-dire qu'au lieu d'examiner une tumeur à l'œil nu, on la regarda avec un grossissement de 300, 400, 800 diamètres, mais sans se préoccuper de l'origine, du développement, de l'évolution du tissu, et sans comparer l'évolution pathologique à l'évolution normale. On rechercha ce qui avait trait à l'aspect extérieur de la cellule, comme on l'avait déjà fait pour l'aspect et la consistance des tumeurs. A cette époque, on ne connaissait dans l'organisme aucun élément dont le type se rapprochât de celui qui appartient à l'élément du cancer; on le considéra comme étant sans analogue dans l'économie, et l'existence de tissus sans analogues avec les tissus du corps (Laënnec), hétérologues (Lobstein), hétéromorphes (Alibert), fut légitimée par le microscope.

Cette cellule spécifique, à caractères si tranchés, rendait la clinique facile et détruisait l'incertitude qui régnait alors, et qui règne encore sur le pronostic. Les recherches faites par un homme d'un mérite incontestable, M. Lebert, avaient quelque chose de si entraînant dans leurs conséquences pratiques, que cette doctrine fut presque généralement acceptée, surtout en France.

Mais bientôt on découvrit, dans l'uretère et même dans la vessie, des cellules qui avaient les mêmes caractères physiques que dans le cancer.

La doctrine de l'hétéromorphisme commençait à s'ébranler. On donna alors à la cellule cancéreuse une valeur de présence, thnétoblaste; une valeur d'état, macrocyte. Déjà on ne croyait plus à l'hétéromorphisme ni à la spécificité de l'élément. La mémorable discussion de l'Académie avait détruit dans bien des esprits la foi qu'on avait eue ; quelques auteurs cependant recherchèrent la spécificité dans des éléments secondaires. La sarcine, *merismopœdia ventriculi, sarcina ventriculi,* fut proposée comme élément spécifique du cancer de l'estomac ; mais on la rencontra bientôt dans les affections chroniques de cet organe, le pus des abcès gangréneux, et même dans un cristallin cataracté (Robin et Sichel).

La nécessité d'une forme unique avait fait rejeter du cadre du cancer des lésions dont la nature était bien cancéreuse. Le cancroïde, dont la cellule en général diffère beaucoup de la cellule cancéreuse, avait été considéré comme homœomorphe, et, partant, la gravité de son pronostic avait été adoucie. Mais bientôt en Angleterre, en Allemagne, en France, les observations de cancroïde généralisées se multiplièrent, et il fallut bien lui redonner la place que malheureusement on n'avait pu lui enlever ; enfin, on y ajouta certaines tumeurs fibroplastiques. Les recherches se continuèrent de tous côtés. On se demanda ce qu'il y avait d'anormal dans la texture, dans la formation et le développement des tumeurs hétéromorphes, et l'on trouva dans les éléments des caractères particuliers relatifs à leur formation, à leur modification et à leurs états morbides ; enfin, on compara l'évolution pathologique à l'évolution normale.

§ II.

Les tumeurs cancéreuses possèdent une texture générale à peu près identique. Dans toutes on rencontre : 1° comme éléments principaux, des cellules ou des noyaux ; 2° une substance amorphe, intercellulaire, variable de quantité ; 3° des matières accidentelles secondaires, mélanose, hématine, etc. ; 4° une trame fibreuse plus ou moins marquée ; 5° des vaisseaux. C'est la combinaison de toutes ces parties constituantes, en plus ou en moins, qui donne les différences de consistance et d'aspect sur lesquelles on a établi la division en encéphaloïdes, squirrhe, cancer colloïde, cancer mélanique, fongus hématode. Mais si nous admettons que toutes les tumeurs de cette nature ont pour origine un ou plusieurs des tissus normaux, il sera plus naturel de les diviser, au point de vue de l'anatomie pathologique seulement, d'après les tissus qui leur auront donné naissance.

Les néoplasmes se produisent sous une influence particulière qui agit, sans que nous sachions comment, sur l'activité formatrice. Nous avons montré les rapports et l'antagonisme qui existent entre la formation et la fonction. Nous avons parlé en outre de l'influence des milieux qu'avec la théorie du blastème on explique par la loi d'analogie de formation de Vogel, et qui s'explique plus simplement encore si l'on adopte les idées de Virchow sur la multiplication des éléments.

Toute production organisée, pathologique ou normale, reconnaît la cellule pour origine. Or, si le cancer n'est autre chose, en mettant de côté la constitution, qu'un état morbide de la cellule, état morbide particulier qui entraîne des modifications profondes de volume, de forme et de rôles, nous trouverons autant de cellules cancéreuses qu'il y a de tissus différents. Un blastème étant versé, ou une prolifération survenant dans un tissu, on voit que dans les tissus de cellules permanentes, elles se montrent en vertu d'une simple hypergénèse ; que, dans les tissus de cellules transitoires, elles se montrent : 1º en vertu du retour à la période embryogénique ; 2º par le développement d'un élément accessoire, si le tissu est de transformation complexe.

Les cellules sont l'élément actif du cancer ; elles possèdent des caractères particuliers et généraux, particuliers à cause de leur origine, généraux à cause de l'influence de l'état général qui tend à les rapprocher d'un type idéal ou théorique, qui n'existe pas. D'un côté, leur volume, le volume et la multiplicité de leurs noyaux, l'état de leur contenu, leur évolution à peu près identique, leur donnent à toutes un air de parenté qui les éloigne de la forme normale. D'un autre côté, la cellule se ressent toujours de son origine et, malgré la déviation, résultat de la maladie, sa forme rappelle celle des éléments qui constituent le tissu atteint ou qui lui ont donné naissance. Fréquemment, on rencontre dans leur intérieur ou autour d'elles, des produits qui se rapportent aux fonctions qu'elles étaient chargées d'accomplir dans leur tissu respectif. Les cellules du cancroïde ont un aspect et une forme qui les rapprochent de l'épithélioma de la peau et des muqueuses. Prenons un cancer de la rétine, de la moelle ou du cerveau, nous y trouverons quelque chose d'analogue au myélocyte. Le tissu fibreux, les os cancéreux, nous offriront des éléments ressemblant aux corps fusiformes, aux noyaux fibro-plastiques, aux chondroplastes.

C'est surtout dans le cancer des glandes, et en particulier dans celui du sein, que la cellule arrivée à un certain degré de développement présente les formes pathologiques les plus accusées. Le volume devient considérable, l'aspect change complètement, et il faut souvent une certaine patience pour trouver des points où l'altération soit moins avancée et des éléments qui aient conservé une ressemblance avec le type originel. C'est, de tous les cancers, un de ceux dont la marche est la plus invariable et la terminaison la plus rapidement fatale. C'est lui dont la description a presque toujours servi de modèle. C'est là aussi qu'on a trouvé l'élément qui se rapprochait le plus d'une forme particulière, j'allais dire spécifique.

Il est des cas cependant où le rapport de la forme pathologique avec la forme normale est tel, qu'il est presque impossible de les distinguer l'une de l'autre. « Cette ressemblance (*Virchow's archiv.* B d. I, 127) est quelquefois si parfaite dans le foie, qu'elle portera un préjudice radical au diagnostic microscopique. Ainsi, je me rappelle un cas où, en examinant une cirrhose et une atrophie ramollissante, il se présenta des nodules qui ressemblaient au cancer du foie, à cause de leur aspect moelleux, de leur couleur rouge-pâle, et de leur consistance très-différente des tissus environnants. L'examen microscopique ne montra aucune cellule qui différât des autres cellules du foie, et je crus, d'après cela, avoir devant moi un de ces ramollissements cirrhotiques décrits par Cruveilhier. Mais les ramuscules qui conduisaient aux nodules étaient oblitérés par une matière analogue, qui ensuite était remplacée par un coagulum allant jusqu'au conduit principal du vaisseau. Au voisinage des nodules, on trouva dans les vaisseaux, qui furent ouverts avec la plus grande précaution, les mêmes cellules que celles qui composaient les nodules. Ce ne pouvaient être des cellules hépatiques qui oblitéraient ces vaisseaux ; car comment auraient-elles pu y arriver ? D'après cela, il ne me parut pas douteux que ce ne fût un cancer. Si cette circonstance ne s'était pas présentée par hasard, j'aurais à peine dû oser établir un diagnostic microscopique. » C'est, qu'en effet, dans les cas où la marche est très-lente, l'erreur est facile pour les tissus des cellules permanentes, de même que dans les tissus de cellules transitoires on peut facilement confondre l'hétéroplasie avec l'hyperplasie hétéroplastique.

§ III.

Volume et rapports de volume des éléments. Modifications des propriétés des cellules. Endosmose et exosmose. Modifications diverses des cellules.

L'élément qui prédomine dans un cancer varie depuis le cytoblastion jusqu'à la cellule. Les noyaux libres, comme les cellules, peuvent tour à tour constituer la lésion ; cependant la cellule se rencontre presque généralement, même lorsque les noyaux sont l'élément principal. L'exposé des caractères nous montrera les différentes modifications qu'éprouvent les éléments. Nous tâcherons d'apprécier la valeur de leurs altérations.

Les caractères physiques sont variables selon la nature de la tumeur ou le tissu qui lui a donné naissance. En thèse générale, l'augmentation de volume est constante, et c'est le caractère qui fut le plus remarqué. On voulut lui faire jouer le premier rôle dans la spécificité de la lésion. Certainement, il a son importance ; il indique quelque chose de particulier. On comprend très-bien que M. Ollier, qui combattait déjà en 1856 la doctrine de la spécificité, ait appelé macrocytiques les tumeurs ou cellules et noyaux offrant un développement énorme, parce que leur présence et leur volume ont une très-grande valeur. Mais il y a loin de là à conclure à une forme typique, absolue, d'une signification constante et exclusive.

La cellule cancéreuse, d'après M. Lebert, est une sphère régulière, avec un noyau elliptique, lequel contient un ou plusieurs nucléoles. Ce type, qui est rarement pur, subit de nombreux changements de forme. Les contours de la cellule sont pâles et fins ; les dimensions sont en général de 0,02 à 0,025mm ; rarement on les voit descendre à 0,017 ou 0,015mm, quelquefois elles atteignent jusqu'à 0,03 ou 0,04mm. Le noyau a une forme ovoïde ou elliptique. Le contenu de la cellule est plus ou moins granuleux. La cellule existerait 98 p. 100. M. Ollier ne l'admet que dans la moitié des cas.

Ce type de cellule cancéreuse est loin d'être le type véritable. En effet, il y a là tous les caractères d'une jeune cellule, mais non d'une cellule qui est arrivée à posséder tous ses caractères cancéreux. On trouve plus souvent deux noyaux qu'un seul, et cela se comprend, la prolifération étant une des principales propriétés du cancer. Les granulations, qui sont, je le veux bien, un acheminement vers la caducité, apparaissent dès le début. Pour nous, ce serait plutôt la cellule-mère que nous regarderions comme type, ou

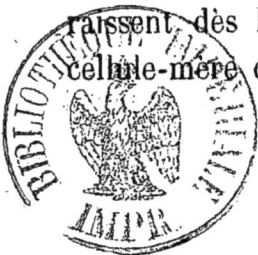

7

bien une cellule avec granulations, noyaux multiples et contours assez accusés.

Le rapport de grandeur de la cellule et du noyau peuvent fournir un caractère plus décisif: il n'avait pas échappé à la sagacité de M. Lebert. D'une manière générale, le noyau présente une augmentation de volume remarquable, fait important dont nous tirerons plus loin les déductions. Plus une cellule est volumineuse, plus elle contient de noyaux. M. Lebert a un peu exagéré le volume de ce dernier ; car il lui donne 0,01 à 0,015 ^{mm} de dimensions, et bien souvent, le plus souvent peut-être, ils n'ont que 0,008 ou 0,009. Quelquefois, dans des cellules de 0,015 seulement, on le voit arriver jusqu'à 0,009 ; tandis que, quand elles ont jusqu'à 0,03, parfois ils ne dépassent pas 0,008 : parfois ils atteignent jusqu'à 0,015. Ces variations se remarquent dans les cancers de chaque tissu en particulier et dans la masse des cellules d'un cancer quelconque. Si la cellule normale du tissu analogue a un noyau petit, le noyau pathologique, quoique grossi, n'ira que très-rarement à 0,01 ou 0,015 cellules du cancroïde. Si, comme dans le myélocyte ou la médullocelle, ils sont naturellement de 0,005 à 0,008, alors on les voit pathologiquement atteindre 0,01, et même quelquefois doubler de volume. J'ai observé cela surtout dans un cancer du fémur à médullocelle et dans un cas de cancer de l'œil.

Dans l'intérieur du noyau, le nucléole acquiert

aussi un grand développement ; il peut être simple ou double. Ses dimensions sont souvent comparables à celles des cytoblastions, c'est-à-dire 0,003 à 0,004. Il paraît mat ou réfringent, cela dépend de la distance où se trouve l'objectif. Mais il y a toujours un point où sa réfringence paraît aussi marquée que pour les granulations de nature franchement graisseuse. Ascherson, qui le faisait préexister au noyau et lui donnait un rôle qu'il ne possède pas, lui attribuait la composition de la graisse. — Nous avons dit qu'il devait être considéré comme étant d'une formation postérieure à celle du noyau. Je n'ai jamais pu voir le nucléole notablement modifié par l'éther ou l'acide acétique ; la potasse et la soude l'ont dissous, comme elles dissolvent les matières grasses et les matières albuminoïdes, c'est-à-dire que la réaction ne prouve rien.

M. Lebert ne nie pas qu'il ne puisse y avoir dans l'organisme des formes analogues à celles de la cellule type ; cependant il est allé trop loin pour l'importance qu'il donne à la mensuration. J'avoue que je n'ai jamais attaché la même valeur à une appréciation exacte des dimensions. L'habitude du microscope permet d'évaluer approximativement les degrés de grosseur, et ce n'est que dans les cas exceptionnels ou litigieux que j'ai évalué le volume. En effet, si l'on prend comme partie très-petite le nucléole, qu'on connaisse ensuite les dimensions du cytoblastion, de l'épithélium nucléaire, des noyaux de myélocytes et de médullocelles, puis les différentes grandeurs des cellules depuis l'épithélium pavimenteux jusqu'aux cellules de l'uretère, on a des termes de comparaison plus que suffisants pour juger des changements de volume. Or, nous avons vu que la cellule dite cancéreuse peut descendre jusqu'à 0,015. — Voyons l'état normal. — Faut-il invoquer l'opinion de Kölliker ? Nous trouvons à la page 14 de son *Histologie*, que la grandeur des cellules s'abaisse jusqu'à 0,004 et 0,006, comme dans beaucoup de jeunes cellules, dans les globules du sang ; tantôt elle s'élève entre 0,04 et 0,08, comme dans les cellules du sperme et les cellules ganglionnaires. M. Lebert ajoute, en outre, que ce n'est pas l'examen d'une seule cellule, mais celui de l'ensemble de la tumeur, qui permet de porter un jugement sûr pour le diagnostic. Dès-lors, pourquoi la limite des dimensions de la cellule doit-elle être placée entre 0,015 et 0,03, limites des dimensions normales, puisque ce n'est pas l'examen d'une seule cellule qui suffira pour se fonder une opinion judicieuse ? Pourquoi semble t-il reprocher à M. Virchow (*Mal. canc..* pag. 29) de se servir de l'instrument de Schieck (de Berlin), sans indiquer lui-même le contrôle qu'il a fait subir à ces mensurations ?

Voici, du reste, un tableau qui a été fait avec beaucoup de soin et qui paraît consciencieux ; il est tiré de la thèse de M. Henri Rossier (*Inaugural dissertation*, Würzburg, 1856) ; il donne différentes dimensions normales et pathologiques des noyaux :

Tumeurs cancéreuses.

	DIMENSIONS EXTRÊMES.				DIMENSIONS MOYENNES.			
	Noyaux ovales.		Noyaux ronds.		Noyaux ovales.		Noyaux ronds.	
	mm		mm		mm		mm	
Squirrhe de l'estomac...........	0,0088	0,0240	0,0080	0,0108	0,01	0,02	0,008	0,0085
Noyaux cancéreux du péritoine....	01	0240	0080	0108	01	015	008	0085
Carcinôme des ganglions lymphat..	0084	0152	0068	0090	01	015	0075	008
Cancer du foie.................	0084	0124	0068	0090	095	01	008	0085
Cancer colloïde du foie..........	01	0152	008	009	01	015	0085	009
Cancer colloïde du péritoine......	0084	015	0072	008	01	015	008	»
Cancer de la clavicule...........	01	02	0068	0116	01	015	008	009
Cancer du péritoine.............	0092	02	0068	0132	01	015	009	01
Cancer du foie.................	0108	02	»	»	01	02	»	»
Cancer de la mamelle (chienne)...	0104	015	0089	0092	01	015	009	»
Cancer de l'utérus.............	0104	0240	»	»	015	02	»	»
Carcinôme de l'estomac..	01	0216	008	009	01	015	008	0085

Autres formes pathologiques.

	DIMENSIONS EXTRÊMES.				DIMENSIONS MOYENNES.			
	Noyaux ovales.		Noyaux ronds.		Noyaux ovales.		Noyaux ronds.	
	mm		mm		mm		mm	
Sarcome (chien)...............	0,0084	0,0156	0,0092	0,096	0,01	0,015	0,0092	»
Sarcome de la dure-mère........	0124	0272	080	»	013	015	»	»
Tumeur sarcom. de l'hypophyse...	0092	012	0054	0072	095	01	0065	»
Carie des os du pied............	0064	0152	0068	080	0075	015	0068	»
Hypertrophie de la mamelle......	01	0180	C072	»	01	015	»	»
Cancroïde du larynx (enfant).....	0124	0168	»	»	013	015	»	»
Catarrhe pulmonaire............	0068	0160	006	0086	01	015	0072	»
Hypertrophie du foie............	»	»	0075	00136	»	»	0085	0,009
Cancroïde du nez..............	01	0172	0080	01	01	015	009	»
Cancroïde du rectum...........	0108	02	0068	028	01	015	008	»

Tissus normaux.

	DIMENSIONS EXTRÊMES.				DIMENSIONS MOYENNES.			
	Noyaux ovales.		Noyaux ronds.		Noyaux ovales.		Noyaux ronds.	
Épiglotte et cordes vocales.......	0,0108	0,0160	0,0088	0,0102	0,01	0,015	0,009	»
Sein d'une accouchée...........	0084	0112	0072	0116	009	01	0075	»
Ventricule latéral..............	»	»	0080	0164	»	»	008	0,009
Quatrième ventricule...........	»	»	0080	0124	»	»	008	009
Hypophyse du cerveau...........	0060	0148	0068	012	01	015	007	0085
Pus de la vessie...............	0128	015	0112	0144	013	015	01	»
Calices du rein...............	0112	0160	01	012	012	015	01	»
Parenchyme du foie............	»	»	006	0116	»	»	0080	009
Vagin........................	01	0168	0080	0108	01	015	0085	»
Parotide.....................	»	»	0064	0084	»	»	007	»

J'ajouterai à ce tableau, au point de vue des dimensions de la cellule cancéreuse, celui de quelques formes normales. Il est puisé à la même source :

Hypophyse du cerveau..... .... 0,015 à 0,025
Dans le foie........................ 0,018 à 0,024 et 0,030
Glande parotide....................... 0,012 à 0,015
Glande mammaire d'une femme après
  l'accouchement.................... 0,012 à 0,021
Épithélium dans les ventricules latéraux. 0,015 à 0,021
Épithélium des calices du rein........ 0,021 à 0,027 et 0,036

Ces tableaux nous montrent des différences énormes de dimensions dans les formes pathologiques. Ils nous font voir en outre qu'à l'état normal ces différences peuvent se rencontrer, et que le caractère tiré simplement du volume et basé sur des mensurations aussi exactes que possible, n'est pas d'une valeur absolue. Aussi, nous conclurons pour la plupart des cas comme M. Lebert. Une cellule étant donnée, peut-on reconnaître le cancer? Non. Un tissu morbide étant donné, peut-on reconnaître le cancer? Oui, dans la majorité des cas. C'est qu'alors le diagnostic est basé, non plus seulement sur le volume et la forme des cellules, mais sur l'ensemble des caractères qu'elles présentent dans la constitution d'une tumeur. Ainsi, nous admettons des dimensions variables pour les cellules elles-mêmes, et pour le genre de tumeurs ensuite, des diversités pour le volume et le nombre des noyaux, pour le volume et le nombre des nucléoles. A côté de

ces différentes cellules, nous mettrons la cellule-mère
que M. Bruch a considérée comme très-importante et
qui a, en effet, une grande valeur, non pas à cause
de son volume qui peut atteindre 0,05 et même 0,07,
mais bien à cause de la multiplication qui se fait dans
son sein. Il en est quelques-unes qui prennent des
dimensions colossales et qui peuvent contenir jusqu'à
vingt noyaux.

Diversité des cellules des tumeurs cancéreuses. —
Les diversités de formes sont très-nombreuses. Les
unes tiennent aux différentes modifications que l'élément peut subir, et aux phases de son évolution ; les
autres tiennent à l'altération de la forme normale déterminée par l'état pathologique. Nous venons de voir
combien le volume des cellules, le volume et le nombre
des noyaux et des nucléoles pouvaient varier. Leur évolution, plus ou moins rapide, entraîne aussi de nombreuses modifications. Dans une tumeur à marche
envahissante, le volume et le nombre des noyaux,
l'aspect de la cellule, ne ressemblent pas aux éléments
d'une tumeur à marche lente, qui quelquefois se rapprochent de l'état normal.

Les modifications principales se passent dans les
parois et le contenu. Les parois s'épaississent; le contenu, de pâle et homogène, devient obscur et granuleux.

Quant à la forme absolue, les variétés se remarquent à chaque instant. Les unes sont sphériques,

les autres anguleuses ; d'autres fois, quand elles sont tassées, elles prennent un contour polygonal. On en voit qui ont des prolongements caudiformes, cellules à queue, rameuses, de Vogel. Ces prolongements peuvent être considérés comme les vestiges de la cellulation, de la division des cellules. J'ai rencontré souvent des cellules doubles réunies par un prolongement étroit et long ; de même, on aperçoit souvent les noyaux étranglés au milieu et avec deux nucléoles éloignés l'un de l'autre.

La forme générale est toujours influencée par le tissu qui a été le point de départ de la lésion. Cette loi n'implique pas une similitude absolue. Ainsi, par exemple, il ne faut pas nous attendre à voir des cellules étoilées dans le cancer du cerveau, des cellules écailleuses dans l'épithélioma, des cellules régulièrement pavimenteuses dans le cancer du péritoine, des cellules cylindriques pour l'intestin, des vibratiles pour celui des fosses nasales. Les formes qu'on trouve tendent à ramener toutes les formes particulières des cellules vers un type général, toutes les formes particulières des épithéliums vers une forme analogue. Cette transformation, du reste, existe à l'état normal. Ne voit-on pas au-dessous de la couche vibratile de la muqueuse de Schneider, une couche cylindrique, et au-dessous, des cellules rondes ? Ne voit-on pas des couches d'épithélium cylindrique séparées par des couches pavimenteuses, lorsqu'une cause perturbatrice quelcon-

que vient modifier la muqueuse nasale ou l'intestinale ;
et enfin, dans la grossesse, l'épithélium vibratile
de la muqueuse utérine ne se change-t-il pas en pavimenteux ? Puisque cette transformation des formes
épithéliales est normale, nous ne devons pas nous
étonner de la retrouver en pathologie.

Modifications des propriétés des cellules.—Schwann
avait donné le nom de phénomènes métaboliques aux
mutations qui accompagnent la vie et l'accroissement
des cellules; ils comprennent l'emprunt des matières,
leur élaboration, et enfin leur restitution. Cette division est juste pour les glandes et certains tissus ;
mais il est des cellules qui empruntent, élaborent des
matières, et ne les restituent pas, vu qu'elles les gardent pour les besoins de leur nutrition et de leur
accroissement. La restitution, comme pour les cellules
du derme, devient un caractère de caducité. Nous
n'avons pas à discuter ici la propriété d'élaboration de
matières : que la métamorphose se passe dans les cellules, ce qui est probable; qu'elle se passe seulement
dans sa sphère d'action, cela nous importe peu. Il nous
suffit de savoir que les cellules sont le siége de certains
changements.

Les phénomènes métaboliques s'accomplissent en
vertu de deux propriétés inhérentes à la plupart des
tissus organisés : l'endosmose et l'exosmose, qu'on re-
garde comme de simples phénomènes physiques ; elles

n'indiquent que la faculté de la membrane d'être per-
méable. Mais elles sont liées d'une manière intime à
la vie des cellules. Les cellules jouissent de mouvements osmotiques puissants. La nutrition pathologique
ou normale des tissus suppose un échange de matières.
L'absorption ne se fait pas par un effet mécanique, mais
bien par un effet d'attraction de substances. On ne peut
pas supposer une force aveugle semblable à celle qui agit
dans les appareils endosmométriques. Deux cas bien
différents peuvent se présenter, et établissent une corrélation directe entre les phénomènes de diffusion de
liquides à travers les capillaires : liés à une simple action mécanique, œdème ; ou à des changements dans
la vitalité des tissus, engorgement. Au milieu de la
masse des cellules, les unes se développent, absorbent
des matières, les élaborent, changent d'état et d'aspect, phénomène osmotique complexe du domaine de la
vitalité. D'autres, et nous en avons déjà dit quelques
mots, acquièrent un développement considérable, et
prennent un aspect vésiculeux. Cette modification envahit la cellule tout entière, ou le noyau seulement.
Quand le noyau n'y participe pas, il se flétrit, disparaît, et la cellule ne contient plus que de la sérosité.
C'est une véritable hydropisie qui se remarque non-
seulement dans les cellules à l'état de liberté, mais
aussi parmi celles qui sont adhérentes à de la matière
amorphe ou à un tissu. Nous savons que Rokitansky
considère cette altération comme l'origine de beaucoup

de kystes. Cette facilité de perméabilité s'observe aisé-
ment, il suffit d'ajouter de l'eau à une préparation,
pour voir les cellules se gonfler, augmenter considé-
rablement de volume, et se rompre quelquefois.

Plus la surface endosmotique est étendue, plus l'endosmose est puissante et rapide. Elle est, en outre,
proportionnelle aux activités nutritive et formatrice
de l'élément; aussi bien, à une certaine période du
cancer, voit-on la tumeur grossir rapidement et avec
une progression toujours croissante, et, lorsque la
puissance osmotique est à son maximum, les éléments sont gorgés les uns de sérosité (cellules vésiculiformes), les autres de différentes matières (matières
grasses ou albuminoïdes). L'endosmose se trouve ainsi
liée, non seulement à l'évolution des éléments, mais
encore à leur multiplication et à l'évolution des éléments nouveaux à leur tour. Cependant l'absorption
en général a des bornes; arrivée à un certain volume,
la cellule reste stationnaire, s'altère ensuite; quelquefois survient le phénomène inverse : l'exosmose
l'emporte sur l'endosmose, et alors la cellule se flétrit et présente différentes modifications. Ces phénomènes reconnaissent deux centres d'activité, le noyau
pour le développement de la cellule, la cellule pour les
modifications que subit le contenu.

Accroissement et épaississement des parois. — Ce
sont les premières conséquences de ces propriétés phy-

siques. D'un côté, l'accroissement se fait dans tous les sens, la cellule absorbe certaines matières qui modifient sa constitution ; de l'autre, une partie de ces matières se fixent sur la membrane, soit du noyau, soit de la cellule. L'épaississement des parois peut atteindre de grandes proportions et aller jusqu'à 0,005^{mm}. L'épaississement s'étend quelquefois au noyau, ce qui est rare. Les substances absorbées se fixent, mais il est impossible de dire si c'est en dehors ou en dedans. On aperçoit alors un double contour très-manifeste, comme deux cercles de dimensions à peu près égales, l'un contenant l'autre. Des modifications chimiques surviennent dans la membrane. L'acide acétique l'aurait dissoute, avant l'épaississement, avec plus ou moins de facilité. Souvent la cellule devient inattaquable, se rapprochant ainsi de l'enveloppe des nerfs, du sarcolemme, du tissu élastique, et des cellules de l'épiderme. Cette assimilation appartient à Donders, et Kölliker la suppose vraie, surtout en pathologie; mais il croit qu'elle tient à de simples métamorphoses, et expliquerait ainsi la différence de réaction. D'autres fois, l'intérieur même de la paroi des cellules apparaît concentrique, cette paroi épaissie est soulevée par des imbibitions qui occupent des espaces transparents; c'est ce qu'on appelle la *diffusion*.

Les changements qui se manifestent dans l'intérieur même de l'élément, sont pour le moins tout aussi remarquables; ils sont le résultat d'attractions molécu-

laires et de modifications dans l'état des substances
absorbées. Les cellules pâles , à contour peu marqué,
les cellules-type , en un mot, sont rares en général.
Presque toujours il y a des infiltrations granuleuses.
Ces granulations ont un diamètre à peine appréciable ;
tandis que d'autres vont jusqu'à 0,002 m. mil. Les
plus petites sont d'un pâle-mat ; les autres, quand on
place convenablement le foyer , ont une réfringence
très-marquée , semblable en tout à celles des granulations graisseuses qu'on trouve dans différents produits.

J'ai rencontré pour les réactions chimiques les mêmes
difficultés que M. Lebert, et souvent on est très-em-
barrassé pour déterminer leur nature avec les réactifs.
Les plus petites des granulations, celles qui sont mates,
se dissolvent très-bien dans l'acide acétique , elles sont
de nature albuminoïde ; les réfringentes sont insolubles
dans cet acide et solubles dans l'éther.

L'infiltration granulo-graisseuse n'atteint pas toujours le noyau ; parfois il semble infiltré de graisse
liquide, et alors ressemble presque à une bulle d'air.
La graisse ne s'infiltre pas toujours sous forme de granulations ; les cellules peuvent se remplir de cristaux
de margarine groupés autour du noyau , ce qui lui
donne l'aspect de l'enveloppe épineuse d'une châtaigne.
Ces cristaux sont parfois si nombreux , qu'on ne peut
apercevoir le noyau qu'à l'aide de réactifs qui les dissolvent, comme la potasse étendue, dont l'action n'est
pas aussi rapide sur ce dernier. Cette cristallisation

me paraît être un phénomène cadavérique; je ne l'ai jamais vue sur des tumeurs qu'on venait d'enlever; quand je l'ai trouvée, c'était constamment sur des cancroïdes ou des tumeurs du sein datant au moins de douze heures.

Diffluence, dessèchement et déformation. — L'infiltration granulo-graisseuse, quoique constante et presque générale, n'est pas la seule métamorphose de la substance cellulaire. Lorsque la cellule passe à l'état sénile, ou elle persiste, ou elle disparaît. Dans le premier cas, elle perd ses granulations, devient pâle, tout à fait translucide, perd son noyau, se dessèche : il ne reste plus que des contours nettement accusés, irréguliers, et, si l'on tombe sur un amas de ces cellules, la préparation ressemble à une accumulation d'écailles transparentes. D'autres fois les contours pâlissent, et l'état granuleux augmente. Lorsqu'elles se dessèchent simplement, on remarque un état inverse à celui qu'elles avaient dans leur jeunesse. Les propriétés osmotiques sont toutes en faveur de l'exosmose, et il n'y aura plus dès-lors de possible qu'un échange de substances.

La disparition des cellules porte le nom de diffluence. Les contours pâlissent et s'effacent; la plupart du temps le noyau a déjà disparu, et à la place de la cellule il reste des granulations plus ou moins volumineuses, plus ou moins réfringentes. Elles sont maintenues accolées par de la matière amorphe qui présente une certaine cohésion , et qui devait appartenir à la substance de la cellule , car chacun des amas peut conserver la forme , la disposition de l'élément disparu. Cette matière granuleuse , résultat de la diffluence , peut occuper des espaces assez étendus relativement , au milieu desquels on rencontre toutes ces variétés de caducité cellulaire. C'est cette métamorphose qui , jointe à l'abondance de la prolifération et à une infiltration séreuse , constitue le ramollissement.

§ IV.

Prolifération du cancer. Valeur des différents états de la cellule. Tendance curative de la nature. Abolition de la fonction de tissu de la cellule.

Jusqu'à présent, nous ne voyons rien là qui puisse servir à nous faire différencier nettement le cancer des autres néoplasmes. Tous ces phénomènes sont du domaine de la vie cellulaire en général, et nous n'avons rien là de caractéristique. Nous avons pris les cellules, nous les avons vues arriver à la sénilité ; mais tous ces caractères , mais celui même du volume et de la grandeur, n'appartiennent pas en propre à l'hétéroplasie : c'est qu'en effet , nous n'avons pas encore attaqué la question de la formation, formation presque toujours si riche, si puissante, si rapide.

Formation et multiplication des cellules. — Deux modes différents peuvent présider à la formation et à la multiplication des cellules. Ou elles se forment librement, ou elles naisssnt de cellules, de noyaux déjà existants, soit par multiplication endogène, soit par multiplication de scission.

Avec la théorie du blastème, la formation des cellules n'est, certes, pas difficile à expliquer. Un cytoblastème d'une composition identique, fibrineuse, peut-être avec une modification d'une combinaison de protéine, s'épanche dans l'intervalle des tissus, d'abord liquide, quoique quelquefois on le trouve solide ; c'est l'opinion de Vogel. La conséquence directe de cette théorie était la doctrine de l'hétéromorphisme; et il était obligé, hypothétiquement bien entendu, d'admettre une altération préexistante du sang, qui contiendrait une matière tuberculeuse, comme une matière cancéreuse. La déposition successive, c'était la localisation et la dissémination. Je ne discuterai ni la théorie ni l'hypothèse.

M. Lebert avait entrevu la doctrine de l'irritation spécifique et l'influence des tissus, quand il dit que: « l'exsudation morbide, non inflammatoire, se rapproche de l'exosmose nutritive» (*Mal. cancér.*, p. 62), et quand il ajoute : « Nul doute que les formations hétérologues ne proviennent d'une métamorphose des tissus normaux » (pag. 243). La doctrine exclusive du blastème entraîne cette conséquence, que partout peut se faire la localisation du cancer ; que partout où une gouttelette de cette matière, dont la constitution doit être différente pour produire, ici de l'épithélioma, là des macrocytes, vient à s'épancher, elle forme la pierre angulaire de l'édifice. Que deviennent alors les prédispositions de tissus qui sont incontestables, quand on voit, par exemple, le cancer envahir plusieurs os successivement et rien que les os ? Il y a donc là des contradictions. D'un côté, l'identité du blastème nécessite la loi d'analogie de formation, et la théorie du blastème elle-même sa préexistence dans le sang ; de l'autre, un blastème différent ne peut guère se comprendre préformé dans le sang, et il faut toujours admettre un état particulier des tissus appelant les matériaux qui lui sont nécessaires pour constituer un blastème. La vascularisation nous montrera que l'exsudation est un phénomène se rattachant au tissu lui-même et non aux capillaires.

« La formation libre des cellules est bien moins commune qu'on ne l'a supposé jusqu'à présent» (Kölliker, *Hist.*, pag. 18); et les recherches de M. Virchow tendent à prouver que cette loi est vraie pour la pathologie. Nous l'avons, à propos de quelques considérations sur le blastème, limitée aux cas inexplicables jusqu'à présent d'hétérotopie, et surtout d'hétérotopie glandulaire, ne voulant pas admettre une métamorphose directe d'éléments.

Nous avons vu ensuite que la formation libre pouvait se faire autour d'un noyau préexistant. Cette formation est loin de ressembler à la précédente. Une grande quantité de tumeurs cancéreuses sont formées par des noyaux. Pour la peau, nous avons les cytoblastions ; les noyaux nerveux dans le cerveau , la rétine; l'épithélium nucléaire dans beaucoup de glandes; les noyaux fibro-plastiques , et enfin les noyaux du sarcolemme. Tous ces noyaux peuvent devenir cancéreux, et cependant la tumeur nous offrira un nombre quelquefois considérable de cellules. On ne pourra pas objecter que ce sont des cellules qui ont été le point de départ des cellules pathologiques , quand nous leur verrons pour noyaux de l'épithélium nucléaire, des cytoblastions, ou enfin le noyau du sarcolemme; il faut donc admettre que le noyau a attiré autour de lui un amas de substances , un blastème, et que le cumulus s'est entouré d'une membrane d'enveloppe. Cette transformation du noyau libre en cellule est fréquente dans l'organisme ; elle est aussi très-manifeste dans le développement de l'œuf de certains animaux (trématodes, cestoïdes). La vésicule germinative, c'est-à-dire le corpuscule de l'œuf, s'entoure de la substance avant même que la membrane vitelline apparaisse (Köl., *Hist.*, pag. 19).

Dans l'étude d'une tumeur, on observe que toutes les fois qu'elles ont un caractère de malignité prononcée, qu'elles ont une marche rapide, envahissante, si ce sont des noyaux qui la forment, un grand nombre de ceux-ci sont à l'état d'élément complet. Cette tendance différencie déjà l'hyperplasie hétéroplastique de l'hétéroplasie. La transformation en cellules n'empêche pas, en outre, la multiplication par scission, que nous allons examiner. Qu'ils soient libres, qu'ils soient en cellules, la prolifération des noyaux n'en continuera pas moins.

La formation endogène des cellules est fréquente. A l'état normal, c'est le cartilage qui en fournit le plus bel exemple; aussi a-t-elle moins de valeur dans une tumeur cartilagineuse, sous le rapport pathologique, que dans un organe en général. Il s'opère une scission préalable du noyau, et après, une segmentation du contenu analogue à la segmentation du vitellus. Elle se rencontre dans beaucoup de cancers, de glandes, et en particulier dans le cancer du sein. Dans les encéphaloïdes de cet organe, on trouve souvent des cellules volumineuses, immenses même, si on les compare à celles d'autres variétés de cancer, et contenant plusieurs cellules-filles.

Enfin, la multiplication se fait au moyen de la scission. « Très-probablement l'accroissement tout entier » des cellules, aussi bien chez l'adulte que chez l'embryon, se fait, à l'exception des cartilages, uniquement et exclusivement par scission » (Köl., pag. 20).

C'est la formation la plus générale, surtout en pathologie. M. Virchow, qui l'a généralisée, en a fait une étude spéciale, et lui attribue un rôle pathologique

excessivement étendu. Il a montré ce mode de développement dans la *maladie française* des bêtes à corne,
dans le cholésléatome de Muller, dans les ganglions
lymphatiques , dans le sein , dans une péritonite tuberculeuse , pour les myéloplaxes , les cellules épithéliales simples , l'épithélium des veines , les fibres
nerveuses et musculaires , les capillaires , dans un
lambeau de cornée , et enfin dans les dépôts typhi-
ques et la formation du pus. En présence de recherches aussi étendues, le doute n'est pas possible. Cette
multiplication est quelquefois difficile à apercevoir
d'une maniere bien nette, parce que lorsque les cellules ou les noyaux ne sont pas sur le point de se
séparer, l'élasticité de la membrane ramasse les cellules, et fait disparaître l'échancrure, indice de la séparation. On ne trouve plus alors qu'une cellule allongée
avec deux ou plusieurs noyaux, un noyau allongé avec
deux nucléoles. Mais lorsque les parties qui se séparent ne tiennent plus que par un prolongement, alors
la scission devient évidente.

La séparation commence par le corpuscule du noyau;
il se divise en deux corpuscules qui s'éloignent l'un
de l'autre, à mesure que le noyau s'étend et grossit.
Puis, le noyau s'échancre, s'étrangle, ne tient plus que
par un prolongement à celui qui se forme, et, une fois
que la *nucléation* est opérée, la *cellulation* s'opère pour
la cellule, comme s'est faite la nucléation pour le noyau.
Les cellules nouvelles deviennent elles-mêmes le siége

de nouvelles divisions. On comprend alors la quantité prodigieuse de cellules qu'on rencontre dans un encéphaloïde.

La division des noyaux l'emporte parfois sur celle des cellules, on a alors des cellules à noyaux multiples. Pour que la nucléation et la cellulation puissent avoir lieu, il faut que l'élément ne soit ni trop jeune ni trop vieux; il faut qu'il ait acquis une certaine dimension, que le nucléole soit formé, et qu'enfin l'état granuleux de la cellule ne soit pas trop avancé. En effet, on n'observe pas la cellulation dans les cellules à parois épaisses, à disposition vésiculiforme, à infiltration graisseuse très-prononcée.

En résumé, la formation libre n'existe que dans le cas d'hétérotopie. La formation endogène se remarque souvent. La multiplication par scission est la plus fréquente, et, en dernier lieu, les noyaux libres, tout en conservant la propriété de se multiplier par scission, ont dans le cancer une tendance manifeste à se changer en cellules.

Si maintenant nous voulons examiner tous ces différents caractères, tous ces états que nous avons passés en revue, et leur attribuer leur valeur respective par rapport au développement et à la marche de la maladie, la première chose qui nous frappe, c'est la dimension des cellules et surtout des noyaux. Ce que nous avons vu de l'anatomie de l'élément, nous donne la signification de ce volume. Les fonctions du noyau ont trait à la multiplication et au développement des cellules. Nous avons vu les raisons qui devaient le faire regarder comme le centre de nutrition de la cellule. Le nucléole et le noyau ont de l'action sur l'activité formatrice, ou plutôt sont influencés par elle. Pourquoi y a-t il plusieurs nucléoles dans le pus, dans le globule du mucus? Pourquoi trouve-t-on, les premiers jours de l'inflammation d'un tissu celluleux, des cellules avec deux, trois ou quatre noyaux? Ce sont, au moins, des faits qui coïncident avec une activité de formation. Dans le cancer, nous trouvons un, deux, trois nucléoles; deux, trois, quatre et même un plus grand nombre de noyaux. L'augmentation de volume et la multiplicité des éléments sont alors des phénomènes constants ; ces états du noyau pouvant se rattacher aux phénomènes de multiplication et de développement des cellules, la conclusion sera que, dans le cancer, il y a du côté de la cellule une suractivité formatrice et une activité nutritive exagérée, qui mettront en jeu les propriétés osmotiques et donneront le dessus à l'endosmose.

Nous ne rechercherons pas les causes de cette augmentation d'activité dans la nutrition et la formation. On la constate dans le cancer, mais on ignore de quelle manière elle se produit et quelles conditions la font naître. Le cancer frappe tous les âges, toutes les constitutions. Ce que l'on peut dire, c'est que sa manifestation se traduit par une hypergénèse ; seulement, cette hypergénèse a des caractères qui lui sont spéciaux.

La chirurgie ni la nature ne peuvent surmonter les obstacles que leur opposent l'affection et la lésion. Les quelques cas où l'on peut invoquer une guérison sont tellement rares, qu'ils ne peuvent entrer en ligne de compte. La prolifération, qui ne s'arrête plus une fois qu'elle a commencé, annihile la tendance curative de l'évolution qu'on remarque dans les éléments. Que l'évolution soit rapide, qu'elle soit lente, il y a toujours une source intarissable de ces mêmes éléments qui sont la lésion anatomique. Certainement, si l'on compare la marche des cellules du cancer avec la marche des cellules dans une autre partie de l'organisme, on est persuadé, avec raison, que cette transformation graisseuse est analogue à celle par laquelle on voit les tissus perdre leurs caractères et se transformer simplement ou disparaître, ne laissant que la substance conjonctive. En effet, si l'on considère que la dégénérescence des tissus et leur état sénile ne sont autre chose qu'une infiltration granulo-graisseuse, on est frappé de cette concordance des lois physiologiques.

Ici, comme dans l'hyperplasie hétéroplastique, on voit bien des amas de granules se creuser une cavité, des cellules s'épaissir par leurs parois, se dessécher; mais la résorption de ces amas granuleux n'a pas été constatée d'une manière certaine. En outre, l'enkystement et la calcification sont rendus, la plupart du temps, impossibles par l'activité formatrice qui se passe autour des éléments modifiés. Le besoin continuel de matériaux nutritifs pour les cellules voisines, qui se multiplient et s'accroissent, ne laisse pas arriver jusqu'aux produits transformés les substances nécessaires à leur modification ultime. En supposant, ce qui n'arrive pas habituellement, que la prolifération cessât, il y aurait deux modes de guérison naturelle du cancer (sans parler de la gangrène de la tumeur) : 1° la transformation granulo-graisseuse des éléments et leur résorption ; 2° l'enkystement avec ou sans calcification des amas granuleux ou des cellules desséchées.

La guérison naturelle du cancer fut signalée pour la première fois pour le cancer du foie, par Bochdalek et Oppolzer. Ditrich, qui avait partagé leur manière de voir, démontra plus tard que ces cas de guérison n'étaient autre chose que des cicatrices de tubercules syphilitiques. Virchow croit aussi à la possibilité de la cicatrisation du cancer de cet organe. « On ne peut affirmer, dit-il (*Syphilis const.*, p. 93), que ces tumeurs soient du tubercule ou du cancer ; il faut pour cela connaître l'histoire de leur développement. Ce détail n'a pas eu d'influence sur la description que je donne de la cicatrisation du cancer hépatique ; je vais même plus loin : ce que j'ai décrit comme métamorphose caséeuse du cancer hépatique est, d'après moi, tout autre chose que le tubercule syphilitique. »

Je ne m'élèverai pas contre une semblable autorité.

Cependant le doute est permis, quand on voit dans un seul organe cette lésion présenter une curabilité naturelle qu'on ne rencontre nulle autre part, et quand on songe en outre combien le foie est fréquemment atteint par la scrofule et surtout par la syphilis. Il faudrait supposer, en effet, que la prolifération continue, qui est un phénomène constant, cessât complètement. L'infiltration granulo-graisseuse, la diffluence, le dessèchement, la dissolution de la cellule, sont des tendances à la guérison naturelle, mais l'enkystement et la résorption sont rares, et l'on voit plutôt la putréfaction s'emparer de ces matières inertes dans les cavités que leur fournit la tumeur. Du reste, comme je le faisais observer plus haut, en supposant que tout cela eût lieu comme dans l'hyperplasie hétéroplastique, l'obstacle n'est pas du côté des éléments déjà formés, mais bien du côté de ceux qui naissent et se multiplient d'une manière continue.

Le volume du noyau, la rapidité du développement nous indiquent une suractivité nutritive, et nous avons trouvé, en outre, une suractivité de formation. Goodsir avait déjà considéré le noyau comme centre de nutrition. La cellule continue à fonctionner même après la disparition du noyau, car ce noyau est moins indispensable à la fonction de la cellule qu'à son développement. D'un autre côté, la nutrition est contrariée par la fonction. La fonction altère la nutrition: destruction des cellules pour la formation des animalcules spermatiques, destruction de l'épithélium des culs-de-sac mammaires dans la lactation. De même, la fonction offre un antagonisme à la nutrition et bien plus encore à la formation.

Nous avons établi leurs rapports, leur antagonisme, leur influence réciproque. « Fonction , formation , nutrition , constituent , par leur réunion , le domaine complet de la vie » (Virchow, *Infl.*, p. 14). Pour que les tissus se maintiennent dans leur état normal, il faut que ces opérations vitales soient dans un rapport direct et déterminé. Les phénomènes qui suivent l'hypersécrétion dans une glande sont là pour le prouver. Or, dans le cancer, nous constatons une suractivité formatrice dont la conséquence est une prolifération incessante, une suractivité nutritive qui se traduit par un accroissement rapide et un volume remarquable des éléments. La conséquence directe de ces deux états morbides sera la suppression complète de la fonction de l'élément du tissu. Le développement rapide et l'évolution nécessitent une endosmose rapide , impétueuse de matières. La nutrition normale suppose une admission lente et régulière pour que l'assimilation puisse servir, soit à une métamorphose de sécrétion , soit à la nutrition d'un tissu. Or, si l'élément excité absorbe rapidement, la matière absorbée n'aura pas le temps d'être élaborée. Les conditions de stabilité de l'élément deviendront impossibles : il ne pourra ni sécréter ni former un parenchyme vrai, et alors le tissu se trouvera complètement dévié de son organisation naturelle.

C'est, en effet, ce que l'on constate dans le cancer. Nous avons déjà montré la suractivité de formation et de nutrition. Logiquement, par la comparaison, l'abolition complète de la fonction de tissu serait prouvée ; mais les faits seront plus éloquents. Pour les tissus de cellules dont les transformations sont bien connues, on voit l'impossibilité où ils se trouvent, dans le cancer, d'arriver à leur période ultime et normale d'évolution, épiderme et cellules d'épithélioma. Dans les glandes, la sécrétion n'existe plus. Dans le tissu conjonctif, il y a une formation incessante de noyaux et de cellules, mais la matière amorphe qui les réunit n'offre même pas ce semblant d'organisation qu'on rencontre dans les formes de transition pathologique appartenant à l'hyperplasie hétéroplastique. La tumeur sera une masse pulpeuse, et non un tissu qui s'exfolie. Dans les os, point de sels calcaires. Enfin, dans les tissus à transformation complexe, le tissu disparaîtra, remplacé par une formation celluleuse se rattachant à un élément accessoire.

La conséquence de cette suppression de fonction, dans un tissu soumis à la prolifération cancéreuse, c'est que l'élément ne vit plus de sa vie individuelle, de sa vie de tissu, mais de la vie qui appartient à la cellule en général. C'est là ce qui fait rentrer les productions hétéroplastiques dans une même catégorie ; c'est ce qui fait que, malgré leur origine, toutes les cellules du cancer ont une tendance à prendre une forme et des caractères identiques, et à se rapprocher d'une sorte de type commun.

Les métamorphoses qui surviennent dans la vie cellulaire de l'élément, puisqu'il ne possède plus que celle-là, seront plus ou moins rapides selon la rapidité du développement de la tumeur. Mais, dans la généralité des cas, on retrouvera toujours comme caractères constants :

Le volume des noyaux libres ;

Le volume et le nombre des noyaux inclus ;

Le volume des nucléoles et des cellules ;

La prolifération incessante plus ou moins rapide des éléments ;

L'absorption active de matières avec élaboration incomplète, et la suppression de la fonction au point de vue du tissu dont l'élément fait partie ;

Enfin, la rapidité plus ou moins grande de leur évolution, de leur vie en tant que cellules, et non en tant que partie constituante d'un tissu.

§ V.

Éléments secondaires. — Suc cancéreux. Matière amorphe. Trame fibreuse. — Vascularisation ; sa valeur.

Différentes substances accessoires se trouvent souvent mêlées aux éléments principaux des tumeurs. Nous avons vu dans l'intérieur des cellules de la graisse, de la margarine en cristaux ; elles renferment, surtout dans certaines régions, des granulations pigmentaires quelquefois agitées du mouvement Brownien. Les granulations pigmentaires peuvent devenir libres par dissolution des parois. Dans le foie, on trouve de la thyrosine. Dans le fongus hématode, l'hématine se ramasse autour des noyaux. Ces mêmes matières se rencontrent aussi en dehors des cellules. Ajoutons-y des vésicules de graisse et des cristaux souvent volumineux de cholestérine. Les tumeurs de l'œil et du cerveau contiennent une substance grasse particulière (Becquerel et Rodier). Les globules sanguins empilés ou isolés se montrent avec toutes les altérations que leur fait subir l'extravasation ; ils constituent des foyers apoplectiques. Enfin, leur altération, quand ils sont en nombre considérable, peut faire croire à un cancer mélanique ; tels sont les vomissements caractéristiques du squirrhe au pylore. Toutes ces diverses matières n'ont qu'une importance secondaire. Muller les avait divisées en trois groupes qui se rattachaient aux corps gras, à la gélatine et aux matières albuminoïdes. Les analyses chimiques du cancer ont été faites avec beaucoup plus de soin ; mais elles ont présenté nécessairement de telles variations, que leur utilité est fort contestable.

Les éléments qui constituent un cancer ne sont pas à l'état de liberté, même dans celles où l'on trouve du suc cancéreux. Ils ont été entraînés par le courant liquide que produit la pression, ou arrachés d'un milieu présentant peu de cohésion. Le suc, qui peut avoir une certaine valeur comme pronostic, n'indique pas cependant autre chose qu'une imbibition des tissus, une tendance à l'accroissement et au ramollissement. Quelques jours de putréfaction donnent, dans les tumeurs fibreuses simples, un suc dont les caractères physiques, non micrographiques bien entendu, sont exactement les mêmes que ceux du suc cancéreux.

Nous disions donc, avant cette digression, que les éléments sont réunis entre eux. C'est une matière amorphe qui est chargée de les maintenir en rapport de contiguïté. Elle est peu apparente dans l'encéphaloïde, le cancroïde, dans les amas de granulations et de cellules altérées. Mais dans le cancer colloïde, son abondance se rapproche de celle de l'hyperplasie hétéroplastique. Quelquefois elle offre une apparence particulière, et forme des cumulus qui se segmentent ensuite pour former des cellules aux noyaux libres, des culs-de-sac de la mamelle, par exemple. Souvent ce n'est qu'une matière gélatineuse qui réunit les cellules les unes aux autres, leur sert de soutien, ainsi qu'aux capillaires qui rampent dans le tissu. Sa composition, et il est probable qu'elle doit être variable, présente cependant de grandes analogies dans la plupart des cas ; quelle que soit l'espèce de tumeurs, l'acide acétique la pâlit, la dissout, et rend aux éléments leur liberté.

Mais ce qu'il importe de noter, c'est sa petite quantité, relativement à celle des formes de transition du cancer. J'ai cru remarquer que dans les tumeurs essentiellement malignes, elle n'existait pour ainsi dire pas, et, moins la marche est envahissante, plus son abondance augmente. Une autre différence qu'elle semble présenter avec celle de la classe précédente, c'est que, d'une manière générale, rarement, pour ne pas dire jamais, elle présente un aspect fibrillaire. Comme les cellules, elle subit la transformation granulo-graisseuse et contient, outre la matière grasse, de petites granulations non réfringentes albuminoïdes.

Une trame fibreuse contient une quantité plus ou moins grande d'éléments et de matière amorphe; elle manque dans quelques tumeurs, comme le cancroïde. Nous avons vu que la prédominance de matière amorphe constitue une forme de cancer, le cancer colloïde. Eh bien! ce sera la prédominance du tissu fibreux qui établira les différences de forme entre le squirrhe et l'encéphaloïde. Dans l'encéphaloïde, il y a peu de tissu conjonctif; dans le squirrhe, il est largement réparti. Ainsi, dans une glande, cette trame aura pour origine le tissu conjonctif qui appartenait, soit à la glande elle-même, soit à ses conduits. Souvent il y aura eu hyperplasie dans les points les plus rapprochés, hypertrophie plus loin, en un mot augmentation du tissu conjonctif, phénomène dont nous parlerons plus loin. Ce tissu conjonctif pourra aussi ne représenter que les débris du tissu conjonctif de la partie malade (l'atrophie, en

9

effet, se voit aussi souvent que l'hypertrophie), et l'on sait que c'est lui, et en particulier les fibres élastiques, qui résistent plus longtemps. Cette trame a tantôt une disposition régulière, tantôt elle forme des aréoles où rampent les capillaires, et qui renferment le parenchyme pathologique. Très-rarement il y a une enveloppe kystiforme. Le foie seul semblerait faire exception. L'hypothèse des kystes préformateurs est aujourd'hui complètement abandonnée.

La question de vascularisation, quoique secondaire aussi, doit nous arrêter un instant, car les opinions ont beaucoup varié sur sa disposition et son importance.

MM. Bérard et Schrœder-van-der-Kolk n'avaient trouvé que des capillaires artériels dans le cancer. Delpech admettait une circulation semblable à celle de la veine-porte. Tout le monde reconnaît aujourd'hui deux espèces de vaisseaux. Du reste, Muller les a injectés. MM. Ch. Robin et Lebert, Follin et Broca, en ont fait de nombreuses préparations. .

Nous avons déjà dit que beaucoup de ces capillaires sont de nouvelle formation. Le peu de résistance de leur paroi rend facile leur déchirure ; cependant, je n'ai guère rencontré de solution de continuité autre part que sur les artérioles, quand elles étaient corrodées par la lésion elle-même. Nous avons déja dit quelques mots des changements qui surviennent dans la circulation des tissus. Quelle que soit la circulation normale, qu'elle ait été d'abord à anastomoses cellúleuses, comme dans le tissu fibreux, qu'elle ressemble à la circulation générale, nous trouvons toujours une circulation sanguine dans la production hétéroplastique cancéreuse. Dans la classe précédente, les vaisseaux sont souvent rectilignes ; ici, ce sont des touffes vasculaires plus ou moins serrées. Les besoins de nutrition sont plus impérieux que dans les lésions où se trouve une masse considérable de substance à peine organisée. Les vaisseaux qui rampaient autour des culs-de-sac, pénètrent dans leur intérieur ; ceux qui se trouvaient dans la couche conjonctive du derme, viennent s'insinuer entre les papilles pathologiques et s'y répandent. Le tissu fibreux, dont la circulation anastomotique remplace les *vasa serosa*, prend une circulation sanguine.

La richesse vasculaire est toujours en rapport avec le développement du cancer. Quand l'évolution en est rapide, la tumeur est remplie de vaisseaux. « C'est la vascularisation qui, dans ces derniers temps, a surtout servi de point de départ à la production des néoplasmes. Quand vous jetez un coup d'œil sur les divers travaux qui ont été faits jusqu'à l'éclosion de la théorie cellulaire, vous trouvez que la question de l'organisation a toujours été tranchée par celle de la vascularisation » (Virchow. *Infl.*, pag. 24). Aussi était-on en droit de dire qu'un cancer peut se former partout où il y a un capillaire.

Cependant, si l'on remarque que l'activité fonctionnelle entraîne toujours une activité circulatoire ; qu'une activité de nutrition ou de formation accélère toujours le torrent sanguin ; que, de plus, dans l'inflammation des tissus sans vaisseaux, la circulation sanguine n'apparaît que lorsque déjà il y a eu des troubles nombreux dans leur texture ; que l'œuf commence son développement avant l'apparition des vaisseaux, on peut se croire en droit d'envisager la vascularisation comme une manifestation importante sans doute, mais toutefois secondaire. Si l'on nie l'action des éléments, des tissus excités, il faudra supposer, comme nous le disions plus haut, une infection générale du sang et un blastème unique, ou une infection partielle (Cruveilhier) siégeant dans les capillaires veineux seulement. Cela ne suffira pas encore ; il faudra que les capillaires aient une puissance élective sur le liquide infecté qui circule en eux, et enfin, dans les cas où la prédisposition d'un tissu est cause de formations multiples, il faudra que les capillaires seuls de ce tissu aient la propriété de l'exsudation. Quelle différence y aura-t-il entre la vascularisation du cancer et d'une tumeur érectile, au point de vue de la formation des vaisseaux ; entre une exsudation de matière organisable, variant suivant chaque région, et l'extravasation de la sérosité dans l'œdème, si ce n'est dans l'appel de matériaux nutritifs ?

N'est-il pas plus simple d'admettre comme cause de l'activité circulatoire et de la formation nouvelle

de capillaires, l'excitation du tissu lui-même, de quelque nature qu'elle soit. Une activité formatrice survient dans un organe : si elle est modérée, la circulation sera seulement activée ; si elle est intense, de
nouveaux canaux apporteront une plus grande quantité
de sang. Les substances qui forment la composition
chimique des productions hétéroplastiques sont les plus
riches de l'organisme : la masse de sang qui devra servir à la nutrition sera en rapport avec le nombre des éléments celluleux et leur développement plus ou moins
rapide ; aussi la vascularisation, quand elle sera très-
marquée, assez marquée pour donner une teinte rouge
aux tissus, n'indiquera qu'une chose, une activité
formatrice, dont l'excitation se mesurera à la quantité
de capillaires. Les vaisseaux n'auront pas une action
directe ; ils ne seront que l'expression de la puissance
attractive de la lésion.

§ VI.

Développement, marche du cancer. — Hyperplasie et atrophie
périphériques. — Ulcération.

Une fois que, dans les tissus, il s'est formé une division de cellules et de noyaux, une hypergénèse en
un mot, l'accroissement survient, prend des proportions variables, et constitue une lésion qui, au point
de vue de l'harmonie des rapports, est une hétéro-
métrie. Le développement rapide ou lent d'une tumeur

est lié à deux causes principales , l'activité formatrice et l'activité nutritive. Il arrive cependant que , dans le début , lorsque les vaisseaux n'ont encore , à cause de leur disposition anatomique , que des rapports éloignés avec la partie qui tend à prendre de l'extension , la marche présente une certaine lenteur; mais , lorsque les capillaires sont venus se mettre en contact direct avec les culs-de-sac malades , avec les papilles pathologiques ou la portion de tissu conjonctif en hypergénèse , alors rien n'entrave plus le développement vasculaire , et ce dernier se trouve en rapport direct avec l'activité de formation et de nutrition propre à la tumeur.

L'accroissement est produit surtout par les cellules et les noyaux , qui augmentent de volume et se multiplient par nucléation et cellulation ; si une irritation mécanique ou chimique apporte de nouveaux troubles dans la partie , elle se traduira par une augmentation d'activité formatrice.

Dans l'hyperplasie simple , nous n'avons trouvé, en général, aucune modification dans les parties voisines, il n'y a qu'un déplacement. Dans l'hyperplasie hétéroplastique , on trouve une atrophie et une hyperplasie périphériques bornées. Dans l'hétéroplasie, l'atrophie et l'hyperplasie périphériques sont la règle. Cette influence sur les parties voisines appartient non-seulement au cancer , mais encore à la généralité des pro-

ductions hétéroplastiques ; seulement, nulle part elles
ne sont aussi distinctes que pour lui.

Quelle que soit la forme de cancer que l'on prenne,
on trouve toujours des mouvements d'excitation qui
se manifestent par une formation nouvelle, souvent
simplement hyperplastique, et elle est toujours limitée. Ce n'est pas seulement le tissu atteint qui, au
voisinage de l'altération, peut en être le siége exclusif ;
des tissus différents, des organes voisins sont aussi
modifiés dans une certaine étendue : ainsi, dans un
cancer des os, au pourtour de la lésion, il y a un épaississement hyperplastique du périoste et des couches
nouvelles de substance compacte et même éburnée.
Dans un cancroïde labial, on voit un épaississement
de la peau et une hyperplasie de quelques petites
glandes buccales. Nulle part on ne peut mieux suivre
l'étendue et la forme de cette excitation que dans le
squirrhe du sein ; là, à côté des couches d'éléments
hétéroplastiques, se rencontrent différentes hyperplasies. Ce phénomène n'avait pas échappé à Vogel, qui
croyait à des transformations liguliformes ou rétiformes
du tissu fibreux. Le tissu conjonctif qui forme le
squelette du sein, celui des vaisseaux et des conduits,
augmentent en volume et en quantité ; une partie peut
se transformer en fibres élastiques. Dans les points
les plus rapprochés, c'est de l'hyperplasie. A mesure
que l'on s'éloigne de la lésion, l'hyperplasie fait place
à une simple hypertrophie ; il survient une hypergé-

nèse simple dans les conduits galactophores. A cela ajoutons que l'hétéroplasie d'un élément n'empêche pas celle des éléments voisins. Du côté de la glande elle-même, on trouve la même disposition : ainsi, quand tout le sein n'est pas envahi, dans la zone voisine de la lésion principale, les culs-de-sac sont gorgés de noyaux qui ne présentent rien d'anormal ni dans l'aspect ni dans la configuration, si ce n'est une légère augmentation de volume. A côté, d'autres culs-de-sac sont distendus par un produit de sécrétion qui séjournera dans les conduits galactophores. Une fois que cette portion hypertrophiée sera envahie, ce produit constituera ces longues traînées flexueuses de matière jaunâtre que la pression fait sortir sous forme de vers, et que M. Lebert avait à tort considérée comme une espèce de suc épaissi.

Cette puissance hyperplastique et hypertrophique exerce son influence à des distances diverses : ainsi, fréquemment, dans les cancers du sein, la peau se hérisse de nodules formés par des hyperplasies du tissu conjonctif ou des glandes du derme ; et, disons-le tout de suite, c'est même un symptôme très-grave. Cette influence ne se borne pas à des organes rapprochés ; elle va jusqu'à des organes éloignés du siége du cancer, et constitue alors une sorte de multiplicité hyperplastique, marchant avec une hétéroplasie unique ou multiple, locale ou généralisée. Si l'on fait l'examen de ces nodosités, les unes sont constituées par

une simple hyperplasie , d'autres par une hyperplasie hétéroplastique, d'autres enfin par une véritable
hétéroplasie ; de sorte que cette affection , qui aura
déterminé ces productions nouvelles , offrira toutes
les variétés, depuis la forme la plus simple : excitation
faible (nous mettons de côté l'hypertrophie), jusqu'à
la forme la plus déviée : excitation ou irritation spécifique.

S'il n'y avait, autour des cancers, que des excitations
formatrices, leur volume serait toujours considérable
et ils ne présenteraient pas cette tendance à l'envahissement et à l'ulcération qui leur est spéciale. L'hyperplasie consécutive est en général bornée, l'atrophie
s'exerce sur toute la périphérie de la tumeur. Elle
agit non-seulement sur les tissus renfermés dans l'organe malade, mais encore sur les parties environnantes
indistinctement. C'est par l'atrophie que se font l'envahissement et la substitution. Vogel l'avait attribuée
seulement à un effet de distension et de compression;
mais la marche des différentes tumeurs est loin de
confirmer l'opinion qu'il a émise. Ainsi, les hyperplasies hétéroplastiques acquièrent la plupart du temps
un volume énorme; dans l'hyperplasie simple, ne
voit-on pas des lipomes peser quelquefois plusieurs
kilogrammes? Cependant tout autour de la tumeur,
surtout dans le second cas, on ne trouve aucune trace
de disparition ni d'envahissement. Dans l'hétéroplasie, au contraire, à peine le tissu pathologique com-

mence-t-il à paraître, qu'il se produit excentriquement des désordres multiples, et que souvent l'ulcération se manifeste au début. Comment expliquer, avec un simple effet de compression, dans un cas l'absence de troubles environnants, dans l'autre des troubles immédiats.

Outre la compression, qui peut certainement avoir une influence, il y a un échange de substances. Cet échange n'est pas une propriété réservée aux tissus vivants exclusivement, les parties privées de vitalité peuvent aussi en être le siége. Les cellules dégénérées nous en ont fourni un exemple par leur calcification. Un tissu quelconque, quand il est excité, emprunte, soit aux vaisseaux, soit aux parties voisines, les substances qu'il a besoin de s'assimiler. Howship fut le premier qui montra, dans l'irritation des os, des modifications atteignant des territoires de cellules, c'est-à-dire les cellules et la matière environnante qu'elles régissent. Mais l'échange même de substances ne fait que reculer la difficulté, et n'explique pas pourquoi, dans la formation des autres néoplasmes, l'atrophie n'apparaît pas fréquente, constante, comme dans le cancer. Le cancer a donc une influence particulière sur les parties qui environnent le point où il s'est développé. L'échange de substances, la compression, l'activité circulatoire, sont les moyens et non les causes qui déterminent l'atrophie.

L'atrophie et la disparition des tissus se font toujours de la même manière. Au premier abord, il semble qu'il y a dans la partie qui va s'atrophier une sorte d'hypertrophie; mais cette hypertrophie n'est que l'indice, le signe précurseur de l'atrophie. Peu à peu la substance propre du tissu disparaît, la matière calcaire dans les os, la substance contractile dans les muscles. En même temps s'infiltrent des granulations graisseuses qui sont résorbées à leur tour, et la disparition du tissu est opérée. La dégénérescence graisseuse qui précède l'atrophie est constante pour tous les tissus. Seule, la graisse du tissu adipeux se résorbe simplement autour d'un cancer; le tissu aréolaire qui reste, forme comme des irradiations, des traînées fibrillaires épaissies qui paraissent se diriger dans les parties environnantes, et ressemblent aux pattes d'un crabe, animal auquel on a comparé le cancer. Puis, tous ces prolongements s'infiltrent de granulations et finissent par s'atrophier, traçant ainsi un chemin à la propagation de la tumeur.

La résistance individuelle de chaque tissu est excessivement variable. L'os est facilement attaqué. Puis viennent le tissu musculaire et les nerfs. En dernier lieu, nous trouvons le tissu conjonctif, et surtout les fibres élastiques, qui persistent quelquefois fort longtemps.

Les capillaires peuvent parcourir un cancer, sans être eux-mêmes atteints. Faut-il attribuer cette intégrité à l'influence du courant osmotique si rapide qui

traverse leurs parois? Ce qui le ferait supposer, c'est
que lorsque les vaisseaux présentent une épaisseur qui
les rend imperméables, alors ils rentrent dans la loi
commune de tous les tissus ; on les voit s'altérer, et
les éléments pathologiques se substituent à ceux qui
constituaient leurs parois. A ce propos, je signalerai
ce fait remarquable d'atrophie et de substitution bornée quelquefois à une surface tellement limitée, que
le cancer semble pénétrer dans les vaisseaux sous
forme de vrille ou de bouchon.

Les différentes hyperplasies et atrophies consécu-
tives qu'on trouve autour des tumeurs hétéroplastiques
ou qu'on peut trouver dans leur intérieur, combinées
entre elles en diverses proportions, ont permis de distinguer plusieurs variétés de tumeurs qui n'ont qu'une
importance relative, comme classification.

A tort ou à raison, ces altérations ont servi à expliquer une foule de faits, comme un accroissement
soudain par l'érosion d'un vaisseau et un épanchement
sanguin ; les douleurs lancinantes par la destruction
des nerfs, etc.

La plupart des tumeurs cancéreuses présentent au
bout d'un certain temps et quelquefois dès le début, une
propension ulcérative. Le travail qui détermine la disparition des téguments embrasse une étendue variable;
il commence par l'atrophie du tissu cellulaire sous-
cutané. La tumeur se rapproche de la peau ; bientôt il
ne reste plus que le tissu élastique, dont l'inaltérabilité

est très-grande, et un peu de tissu conjonctif. On voit
alors, dans les points où se passe l'atrophie, des rétrac-
tions qui semblent attirer la peau en dedans, rétrac-
tions déterminées par la résistance du tissu et rendues
plus apparentes par le soulèvement que produit la tumeur dans les parties où l'atrophie ne s'est pas encore
montrée. La rétraction se montre pour le mamelon
dans beaucoup de cancers du sein, quoiqu'elle ne
soit pas un phénomène d'atrophie directe.

Une fois que la tumeur est arrivée immédiatement
au-dessous du derme, par résorption successive de
toutes les couches qui les tenaient séparées, alors
la vascularisation de la peau augmente rapidement,
les capillaires la sillonnent de toutes parts : c'est que
le système vasculaire des téguments s'est rallié à
celui de la lésion et que, sous l'influence de l'excitation
formatrice, il a été obligé de prendre un développement rapide. Aussi, avec cette activité circulatoire,
toute la couche conjonctive du derme disparaît vite.
Les cellules normales de la peau sont alors appliquées
directement sur les cellules pathologiques, et il ne
reste plus que quelques débris de tissu conjonctif mêlé
à des fibres élastiques, une sorte de stroma où se ra-
mifient des capillaires. Bientôt l'épiderme se sépare,
se soulève, tombe, et laisse voir à nu le corps muqueux ; enfin, le corps muqueux lui-même se désa-
grège. Il arrive là une sorte de gangrène qui le détache
par lambeaux, et alors apparaît un ulcère à carac-

tères particuliers, à bourgeons blafards, à sécrétion
fétide.

Cette ulcération, ces bourgeons et ce pus ne constituent pas un ulcère dans toute l'acception du mot, si
l'on entend par ulcère toute surface qui suppure et
ne tend pas à la cicatrisation. Le pus cancéreux n'est
pas du pus. Si vous examinez sa constitution, vous
voyez flotter au milieu d'une sérosité sanguinolente
des granulations moléculaires nombreuses, des noyaux
et des cellules, qui sont ratatinés, déchiquetés, altérés ;
mais jamais il n'y a de leucocytes. Ce pus est le résultat d'une exsudation séreuse, d'une désagrégation
des couches superficielles de la lésion. La fonte, le
ramollissement, la putréfaction, par la production d'un
liquide irritant et corrosif, déterminent une espèce de
malignité locale qui prédispose à la mortification du
tissu.

On s'est souvent demandé si un ulcère cancéreux
pouvait arriver à la cicatrisation. Comme M. Woodward, dont je partage complètement l'avis, je la crois
très-difficile, et cela, pour plusieurs raisons. Les granulations qui appartiennent au cancer, qu'on les prenne
à la surface ou dans l'intérieur, ne sont pas, je crois,
des granulations ordinaires. Quoique de nature graisseuse pour la plupart, quoique ne présentant aucune
différence d'aspect ni de réaction avec celles qui s'infiltrent dans un organe et se résorbent, elles ne se
comportent pas comme les granulations ordinaires ;

on ne les voit pas plus se résorber que celles du pus.
Cependant, de même qu'on a vu de petits abcès disparaître, sans s'ouvrir, de même on a constaté la cicatrisation de quelques ulcères cancéreux ; seulement,
il faut admettre bien des choses :

1° Une détersion qui fasse disparaître tous ces tissus
pathologiques, incapables d'organisation ; et par conséquent il faut supposer que la prolifération s'arrêtera.
L'ulcère serait alors ramené à l'état d'ulcère simple ;

2° Une puissance formatrice assez énergique de la
part du tégument pour produire les éléments conjonctifs qui doivent constituer la cicatrice. Les cas de cicatrisation sont rares ; peut-être même n'en existe-t-il
pas. M. Lebert en cite un dont la validité pourrait bien
être contestable. C'est un cancer du sein, datant de
treize ans !! L'ulcération s'y montra à différentes re-
prises et se cicatrisa (*Mal. canc.*, pag. 74).

Je ne dis pas cependant que cette cicatrisation ne
puisse se faire. Quand il s'agit des phénomènes de la
nature, l'observation seule a de la valeur, et la logique
ne peut servir de guide certain, parce qu'elle ne possède souvent que des appréciations que rend fausses
l'insuffisance de nos moyens analytiques. Exemple :
un sujet est atteint de cancer ; vous enlevez la tumeur,
la cicatrisation s'opère. Vous constatez une tumeur
formée d'éléments (prenons, si l'on veut, des éléments
fibro-plastiques qui, sous l'influence d'une cause générale inappréciable, ne pouvaient arriver à une or-

ganisation définitive ni à une texture semblable à celle de l'état normal. Les surfaces de la plaie sont mises en contact, et des éléments du même ordre, sous l'influence d'une excitation encore plus forte que l'excitation maladive, à savoir, l'excitation traumatique, vont se produire, suivre leur évolution normale et constituer un tissu définitif. Comment l'état général qui, dans le premier cas, avait produit ces éléments pathologiques, ne détermine-t-il pas une production de même nature? Comment se fait-il que l'on obtienne une plaie simple? Certainement, si l'on voulait se lancer dans le champ des hypothèses, on pourrait invoquer, pour l'incompatibilité des deux mouvements hétéroplastiques concomittants, les idées de Bayle sur l'incompatibilité de deux diathèses; le cancer et le tubercule, ce qui est loin d'être prouvé. On pourrait dire que la formation du pus, produit hétéroplastique, arrivant comme conséquence du traumatisme, modifie l'état local et empêche la production d'une autre hétéroplasie. Mais pourra-t-on expliquer alors la réunion par première intention et les récidives sur place? Il vaut mieux avouer son ignorance et attendre, de connaissances plus approfondies, une explication plus admissible.

§ VII.

Propagation médiate et immédiate. Multiplicité. Infection
ganglionnaire. Généralisation.—Récidive.

Lorsque le microscope eut fait connaître quelques
détails de l'anatomie pathologique du cancer, et qu'on
vit ce dernier constitué par des cellules semblant
vivre en parasites, on crut bientôt avoir trouvé le
secret de sa propagation. En effet, l'érosion des
veines et des lymphatiques était une porte ouverte
pour le transport de ces éléments, que Klencke considérait « comme des organismes vivants, des demi-
individus pénétrant dans le corps, s'y développant et
y produisant des cancers. » Cette phrase montre quelle
idée fausse on avait pu se faire de cette altération.
Langenbeck, croyant à la propagation par les veines
et les lymphatiques, essaya des injections de cellules
cancéreuses dans les jugulaires de plusieurs chiens.
Une fois il crut avoir réussi. Vogel répéta l'expérience :
huit mois après, le chien fut sacrifié; on ne trouva rien.
MM. Lebert et Follin firent aussi les mêmes tentatives.
Une seule fois, il semble qu'ils auraient réussi ; mais
le chien était vieux et maladif, et ils ne purent considérer l'expérience comme concluante. L'insuccès de
ces injections n'implique pas d'ailleurs l'impossibilité
d'un pareil mode de propagation. Les transplantations
de périoste, le transport du pus et la formation d'abcès

secondaires, montrent que cette idée n'a rien d'irra-
tionnel. Mais, comme première donnée, il faudrait
savoir si les veines et les lymphatiques peuvent char-
rier des cellules, et si elles ne sont pas détruites dans
les poumons, pour la circulation sanguine ; dans les
ganglions, pour la circulation lymphatique. Les opinions
sont partagées à cet égard ; les uns ont rencontré des
cellules dans le sang des cachectiques ; les autres n'en
ont jamais vu. Pour ma part, je n'en ai jamais rencontré. En tout cas, la multiplicité des tumeurs est fréquente, et ce serait dans les poumons que devraient
se trouver la plupart des dépôts de formation secondaire, si la propagation par cette voie était réelle.

Il faut distinguer deux espèces de propagation : la
propagation immédiate et la propagation médiate.

La première se fait surtout par les lymphatiques ;
on la suit anatomiquement ; on sent et on voit partir
d'un sein cancéreux des traînées indurées qui vont
se jeter dans les ganglions axillaires. Dans le mésen-
tère, à la surface des poumons, à la surface du foie, on
peut poursuivre des lymphatiques cancéreux, M. Virchow admet, sans preuve suffisante, une sorte de contagion spécifique qui se ferait de tissu à tissu. Le
système lymphatique présenterait alors une aptitude
particulière, qu'il possède du reste quand il s'agit de
contagion.

La propagation médiate est soumise plus directement
à l'état général, ce même état qui a déterminé la for-

mation d'un tissu particulier, et qui, parce qu'il l'a produite dans un endroit, peut la reproduire dans un autre.

Il me semble difficile de différencier nettement la génération multiple de la généralisation. Cependant on ne peut pas donner le même nom à l'idiosyncrasie qui engendre un nombre plus ou moins considérables de lipomes, d'athéromes, de névromes, etc., etc., et à la formation dans les ganglions de tumeurs analogues à la tumeur première. Pour comprendre la différence qu'il y a entre la multiplicité et la généralisation, il faut se rappeler d'abord que la généralisation débute presque toujours par l'engorgement ganglionnaire ; il faut ensuite faire la part de la prédisposition d'un tissu. Ainsi, dans un os quelconque, l'humérus par exemple, il se formera un cancer ; puis, d'autres tumeurs se montreront dans le radius, le fémur et le tibia. Tout cela appartiendra à la multiplicité ; mais si l'on a un cancer glandulaire, un épithélioma, et qu'il se forme de l'épithélium, des culs-de-sac glandulaires dans un tissu où il n'y a jamais eu d'épithélium ni cul-de-sac, l'hétérotopie ne sera autre chose que la généralisation.

Une fois qu'elle s'est montrée, que la tumeur soit ulcérée ou non, dès que les ganglions sont pris, on peut considérer toutes les formations nouvelles comme des symptômes de généralisation ; elles n'ont pas toujours une homologie de nature. La plupart du temps, la production secondaire apparaît dans le type du tissu qui lui a donné naissance. M. Lebert avait considéré l'hétérotopie comme l'indice de la généralisation et même comme le caractère du cancer. « Il aurait fallu prouver, pour faire du cancroïde une espèce particulière de cancer, que le mal extirpé pouvait se reproduire dans les parties éloignées du siége primitif, pouvait se généraliser et produire des tumeurs multiples semblables à la tumeur primitive. » Mais l'hétérotopie n'est pas le seul caractère de la généralisation ; un autre, qui est principal, c'est l'engorgement ganglionnaire. Or, le cancer consécutif des glandes lymphatiques ne produit pas fatalement en elles un tissu du même type que celui qui est primitivement atteint. Pour le sarcocèle, est-ce qu'il y aura toujours des tubes séminifères dans les ganglions lombaires, et plus tard dans ceux du canal inguinal ? Pour le cancroïde de la lèvre inférieure, ne trouvera-t-on que de l'épithélium dans les ganglions sous-maxillaires ou hyoïdiens ? Non, l'hétérotopie est rare ; et si, avec un cancroïde, je rencontre dans un ganglion voisin engorgé des cellules volumineuses, à noyaux multiples et volumineux ; si j'y rencontre une prolifération exagérée, je n'hésiterai pas à admettre la généralisation. Les lésions secondaires suivent la marche du cancer dont elles dérivent.

On voit par là que la généralisation peut se manifester avec le même type ou avec un type différent.

Dès-lors, la discussion entre la multiplicité et la généralisation perd beaucoup de son importance. Il faut néanmoins tenir compte de la prédisposition d'un tissu ; car, dans l'hyperplasie hétéroplastique, on peut trouver plusieurs tumeurs fibro-plastiques à la fois , et cependant ces tumeurs ne se généraliseront jamais, tandis que dans le cancer on verra le contraire.

L'intervalle qui sépare l'apparition d'une tumeur maligne de sa généralisation, est excessivement variable ; il varie suivant les individus, la région, le genre de tumeurs et le genre de tissus. Un cancer glandulaire , celui du sein, se généralise rapidement. L'engorgement lymphatique n'apparaît pas aussi vite dans le cancroïde labial que dans celui de la verge . Certaines tumeurs fibro-plastiques arrivent à l'infection au bout de peu de temps , tandis que d'autres resteront plusieurs années comme lésion locale. Il est probable que la généralisation surviendrait fatalement dans toute espèce de tumeurs cancéreuses , si l'affaiblissement , des désordres généraux , des désordres particuliers, comme dans le cancer du cerveau, n'amenaient pas la mort.

En ne tenant compte que de la lenteur de son développement dans certains cas, on a pu considérer le cancer comme une affection locale d'abord. De là est venue cette habitude d'enlever la tumeur le plus tôt possible , puis on abandonne le malade à lui-même. Certainement, l'on a raison d'opérer s'il s'agit d'une lésion à évolution rapide, qui menace d'emporter bientôt le sujet par épuisement progressif ; mais enlever simplement la tumeur, sans se préoccuper de l'état général, c'est à peine remplir la moitié de la tâche. Je ne serai certainement pas aussi exclusif que quelques pathologistes, qui ont dit : vous enlevez une tumeur cancéreuse, et vous abandonnez le malade à lui-même : c'est comme si vous cautérisiez chaque pustule pour guérir la variole. Chercher à modifier la constitution, c'est une indication non moins impérieuse, non moins rationnelle ; mais aussi, si l'on ne s'occupe pas en même temps de la lésion, elle continuera sa marche, et il n'est pas prouvé, en définitive, que le cancer, une fois enlevé, doive reparaître fatalement.

Récidive. — La récidive n'appartient pas en propre au cancer. Des tumeurs qu'on appelait homœomorphes récidivent comme les hétéromorphes. Le cancer qui récidive ne présente pas seulement une récidive, mais une véritable continuation de la maladie.

Si l'on consulte les anciennes statistiques, on ne peut y trouver des renseignements bien profitables. En effet, on classait dans les cancers une foule de lésions qui sont loin de lui appartenir. Les statistiques modernes offrent souvent des données inexactes; ainsi, celles de M. Tanchou fournissent un nombre considérable de guérisons, entre autres vingt-deux par les antiphlogistiques, et six par la gangrène. En France,

avec la dissémination des malades dans des services
divers, il est difficile de pouvoir suivre la marche de
l'affection. Mais en Angleterre, où ils sont reçus
dans un hôpital particulier, l'hôpital des cancéreux,
ce genre d'étude est plus accessible. A en croire une
statistique publiée dans *the Lancet*, en 1858 : cent
vingt-huit malades de M. Weden Cook ont eu une récidive au bout de huit mois; les cent dix-huit malades
de M. Farlan ont tous eu une récidive : l'influence hé-
réditaire a été constatée pour un sixième des cas ; pour
M. Lebert, c'est le quart. Cependant tous les cancers
ne présentent pas la même tendance à repulluler, et
la loi de la récidive admet des exceptions. M. Desgranges, dont le diagnostic a une valeur doublée par
des connaissances micrographiques étendues, possède
deux cas de non-récidive; c'est peu si l'on songe à la
quantité de cancéreux qui peuplent les services chi-
rurgicaux de Lyon. Il est vrai d'ajouter que dans le
nombre des malades opérés il en est beaucoup que
l'on n'a pas revus, et qui peuvent être guéris défini-
tivement. Pour ces deux cas heureux, l'opération date
de plusieurs années ; l'un était un cancer du sein,
l'autre un cancer du testicule.

La récidive peut présenter certaines variétés. Ainsi,
une glande cancéreuse est enlevée complètement, une
nouvelle tumeur glandulaire se forme à la même place:
nous avons une hétérotopie, ou plutôt une hétéra-
dénie. Cette hétérotopie peut survenir aussi dans un

lieu éloigné. D'autres fois la cicatrice s'engorge, augmente de volume, et une tumeur fibro-plastique, de mauvaise nature, s'établit sur la cicatrice elle-même, et vient former la récidive de cette glande cancéreuse qu'on avait enlevée. Le système lymphatique, qui participe si rapidement à la lésion des tissus primitivement atteints, peut présenter deux altérations différentes : ou le tissu malade d'un ganglion sera analogue à la glande cancéreuse, ou bien il présentera les mêmes caractères que ceux d'un ganglion primitivement atteint de cancer.

Je dirai, en terminant ce chapitre de l'hétéroplasie, un peu long peut-être, mais important sous le rapport pathologique, que la mort est le résultat à peu près constant du cancer. Elle survient, en général, pendant la seconde période de l'infection, qui porte le nom de cachexie, et qui s'accompagne d'une leucocythémie très-marquée. Le dévoloppement excessif de la tumeur, l'ulcération, l'abondance du pus cancéreux amènent le marasme ; la putridité de l'ichor joue le rôle d'agent toxique sur tout l'organisme. Enfin, M. Lebert a signalé comme amenant la mort, un état particulier qu'il a appelé l'infection du sang, état qui met ce liquide dans l'impossibilité d'entretenir la vie.

FIN.

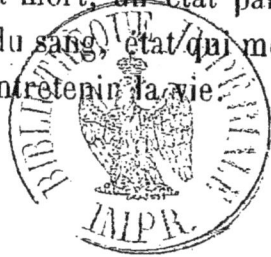

se
ur
it-
là
gue
les
re-

sie,
peut
près
eur
e la
cy-
le la
eur
e le
Le-
par-
quel

www.ingramcontent.com/pod-product-compliance
Lightning Source LLC
Chambersburg PA
CBHW071856200326
41519CB00016B/4416